PREUVES
QUE l'HOMME

S'est noyé dans la fosse ; & que le méphitisme n'a pas causé sa mort.

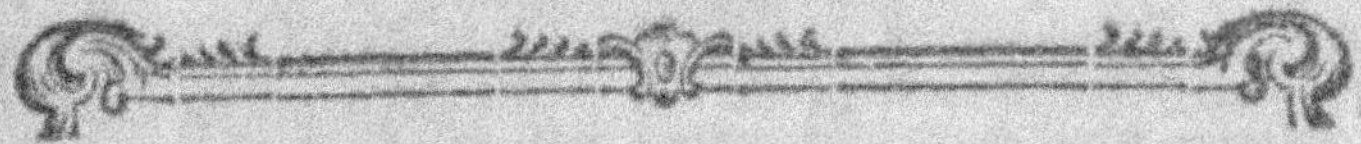

LETTRE

A MESSIEURS LES COMMISSAIRES

*De l'Académie Royale des Sciences & de la Société
Royale de Médecine de Paris.*

PAR M. JANIN DE COMBE-BLANCHE.

*Dans laquelle on prouve qu'un homme s'est noyé dans la fosse
de l'Hôtel de la Grenade ; & que le méphitisme n'a eu
aucune part à cet événement.*

Dans les Sciences, la discussion est le creuset
où les vérités s'épurent. M. l'Abbé TESSIER,

Observ. sur les Mal. des Bêtes, pag. 5.

L'OBJET de cette Lettre, Messieurs, est de mettre en
évidence la cause qui a fait périr un homme dans la fosse
de l'hôtel de la Grenade. J'ai dit & j'affirme encore ici qu'il
s'est noyé. Vous soutenez au contraire, que sa mort a été
causée par le méphitisme. Qui de nous a raison ? c'est ce qu'il
s'agit d'examiner. Voyons d'abord : *Qu'est-ce qu'une mofette,
& à quel signe on reconnoît qu'elle existe ?* c'est le seul moyen
de savoir si cet homme en a été la victime. Tous les Savants
de l'Europe attestent qu'une *mofette est une vapeur gazeuse qui
est plus pesante que l'air, & se mêle difficilement avec ce fluide ;*
ils attestent que *tous les gaz n'étant point de l'air, ne peuvent
servir ni à la respiration ni à la combustion ; c'est faute d'air,*
disent-ils, *que la lumiere s'y éteint, & que les animaux y sont
frappés d'asphixie ou de mort* (1). Cela est-il arrivé lors de ma
derniere experience ? non. Comment donc avez-vous pu affir-

---

(1) C'est le sentiment de *Vanhelmont*, de *Boyle*, de *Hales*, de *Macquer*,
de *Bucquet*, d'*Hagueret*, & de MM. le *Duc d'Ayen*, le *Duc de Chaulnes*, le
Comte de Salucez, *Delafenne*, *Priestley*, *Meyer*, *Cavendish Crant*, de
Smith, *Rouelle*, *Baumé*, l'abbé *Fontana*, *Berthalet*, *Lavoisier*, l'abbé *Richard*,
Mares & celui de toutes les Académies & des Savants de l'Europe.

A

mer que *le méphitisme n'étoit que trop prouvé?* L'existence des lumieres & des animaux vous ont démontré que l'air de cette fosse étoit respirable ; ils vous ont démontré qu'il n'y avoit pas de *mofette* : malgré des preuves aussi convaincantes vous avez soutenu que *la vapeur étoit meurtriere*, p. 18. Mais ou est la preuve ? Vous targueriez-vous de la mort de ce pauvre homme ; eh, Messieurs ! il y a tant de causes mortelles ! pourquoi les confondre ? *Les faits ne prouvent que par l'ensemble de leurs circonstances*, dit Macquer (1). Or, toutes les circonstances décrites dans votre *détail* concourent à prouver que cet infortuné n'a pas péri par le méphitisme. Afin de le mettre en évidence, je vous rappelle trois axiomes qui vont servir de base à mes preuves: 1°. *Là où la lumiere s'éteint, la vie est en danger.* 2°. *Là où la lumiere brûle, l'air est respirable.* 3°. *Tout gaz méphitique est si meurtrier qu'aucun animal ne peut y être exposé sans mourir, ou être asphyxié.*

Ces principes sont fondés sur une multitude d'expériences qui ne se sont jamais démenties. La Société de Médecine les a vérifiées, *en suffoquant environ deux cents animaux quadrupedes, oiseaux ou grenouilles, dans différents gaz*, T. I, pag. 177. L'Académie a publié en 1750, les expériences qu'a faites l'*Abbé Nollet* dans la grotte *del Cane*. Un gros flambeau bien allumé s'y éteint dès qu'on le plonge dans la vapeur. J'en fis, dit-il, l'épreuve plusieurs fois, je vis toujours périr la flamme sans bruit ; après l'expérience du flambeau, on fit celle du chien : lorsqu'il fut dans la grotte il fit des efforts pour porter sa tête hors de la vapeur ; après s'être tourmenté pendant trois minutes il resta sans mouvement. Un coq plongé dans la vapeur, à peine y fut-il, qu'il fit des efforts pour vomir, il fut suffoqué tout d'un coup, & sans retour. Plusieurs grenouilles mises à la même épreuve ont demeuré pâmées. Des grosses mouches, une scarabée & quelques papillons furent traités de même, ils revinrent à la vie après une défaillance de plus longue durée. On ne peut donc pas douter, dit ce savant Physicien, que cette vapeur ne soit capable d'ôter la vie à un animal. Malgré cette certitude il osa s'y exposer. Je me plaçai, dit-il, à genoux dans le milieu de la grotte, ayant les mains appuyées par terre, je portai la face en avant, & jusqu'à deux ou trois pouces du terrein, tenant les yeux ouverts, la langue avancée sur les levres, & suspendant pour un moment ma respiration : cette expérience dura trois ou quatre secondes. Il me reprit envie, dit-il, de respirer cette vapeur : j'essayai de prendre haleine doucement, je

---

(1) Diction. de Chymie, Tome II, pag. 245.

sentis quelque chose de suffoquant; je sentis encore dans la gorge
& dans le nez une légere âcreté qui me fit tousser & éternuer;
cette épreuve dura peu à la vérité, elle ne me causa ni nausée
ni mal de tête, ni aucune autre incommodité (1).

Vous présumez bien, Messieurs, que l'abbé *Nollet* ne fit pas
toutes ces expériences sans en tirer une conséquence. *De quel-*
que nature, dit-il, *que puisse être cette vapeur, il est certain*
que ce n'est point de l'air; on voit dès-lors pourquoi les animaux
ne peuvent pas y respirer; ils y périssent non comme empoisonnés,
mais seulement comme noyés dans un fluide incapable de suppléer
à l'air qui leur manque, & il en est de même du flambeau allumé.
Cette vérité a été confirmée par les expériences qu'ont faites des
Savants de l'Académie royale de Naples, MM. *Serrao* & le R. P.
de la Torre; ils ont vérifié, en faisant ouvrir des animaux suffoqués à cette vapeur, que les poumons étoient un peu affaissés;
état assez conforme à celui d'un animal mort pour avoir manqué
d'air (2). La Société de Médecine a fait la même observation (3).

M. de la Condamine a vérifié les expériences de la lumiere
& des animaux, à la grotte *del Cane*; & malgré l'asphixie de
ceux-ci, & l'extinction de l'autre, enhardi par l'expérience de
l'abbé *Nollet*, il voulut aussi s'exposer à cette *mosette*. Q'éprouva-
t-il? Il vous répond: *J'éprouvai la sensation d'une petite cuisson*
aux yeux, & en présentant la langue, une impression un peu
piquante au gosier, quelque chose de fort & le même effet, à
peu près, qu'en respirant un sel volatil. Expérience qu'il a répétée à trois différentes fois (4). *Méad* & MM. *Lemonier* & *de la*
Lande ont fait les mêmes épreuves, les résultats ont été les
mêmes. M. *Baumé* a descendu dans une cave ordinaire, *où les*
lumieres s'éteignent très-promptement, & dont la mosette feroit
périr si on y restoit exposé seulement quelques minutes (5).

Voilà cinq Membres illustres de votre Académie & un
Savant étranger, qui se sont exposés à des *mosettes* qui ont éteint
les lumieres & asphixié les animaux: eux seuls n'ont pas été
incommodés. Donc un homme peut être exposé quelques mo-
ments à une *mosette* sans périr, tandis que les lumieres ni les

---

(1) L'expérience de l'*abbé Nollet* étoit téméraire, un homme aussi instruit que
lui, devoit se rappeller que deux esclaves que *Tibere* fit descendre dans cette
grotte y furent étouffés. Il devoit se rappeler que deux criminels, que *Pierre*
de Tolede, Vice-Roi de Naples y fit renfermer, eurent le même sort. Il est
vrai que le Physicien ne s'y est exposé qu'un instant, & avec précaution,
c'est-à-dire, en faisant une douce aspiration: un instant de plus, il y auroit
été asphixié.

(2) Mém. de l'Acad. R. de Naples.

(3) Tom. I, p. 137 & suivantes.

(4) Mémoires de l'Académie, 1757.   (5) Chym. exp. T. III, p. 361 & suiv.

animaux ne peuvent pas y résister. Cette vérité est encore confirmée par les faits que voici :

Le bassin près du village de Perols, dit le Professeur Haguenot, *exhale une vapeur désagréable, dont l'odeur est encore plus forte en été ; j'y ai resté*, assure-t-il, *pendant l'été plusieurs heures entieres pour faire des expériences, sans ressentir la moindre incommodité ; j'essayai, en interceptant la communication avec l'air extérieur, de ramasser la vapeur : j'introduisis une chandelle allumée, & des animaux de différentes especes ; je vis*, dit-il, *la flamme s'éteindre & les animaux y périr aussi promptement, & avec les mêmes symptomes que dans les puits de Perols, & dans la cave de l'église à Montpellier*, où plusieurs personnes avoient perdu la vie (1).

Les transactions philosophiques, 1738, prouvent, par un nombre d'expériences, que les lumieres ne peuvent point résister à la *mofette*, & que les oiseaux y perdent la vie plutôt que les quadrupedes : tandis que les hommes y résistent plus long-temps sans y être asphixiés. *pag. 284 & suiv.* Le vol. de 1739 contient d'autres expériences faites à l'antre de Ribar & à la grotte *del Cane* ; le résultat a été le même que celles faites par *Nollet* & *la Condamine*, n°. 452, p. 47. Tous ces Savants ont observé que les animaux y ont péri de la même maniere que ceux qui sont privés d'air sous le récipient de la machine pnumatique.

L'Académie royale de Berlin nous apprend qu'une caverne près d'un bourg de la Westphalie, produit les mêmes effets que les *mofettes* dont nous venons de parler. La Société de Médecine, & MM. *Priestley, Bergmann, Sage, Bucquet, Lavoisier* & le traducteur *Delhmann*, ont observé que les oiseaux périssent toujours les premiers dans quelque espece de gaz méphitique qu'on les expose. M. *Pilâtre de Rozier* a exposé vingt-quatre animaux au méphitisme d'une fosse, ils y ont été étouffés (2).

Il résulte de tous ces faits que les lumieres & les animaux n'ont jamais pu, ni ne peuvent résister à un gaz méphitique quelconque, & que l'homme est toujours le dernier qui en éprouve les funestes atteintes. C'est donc avec connoissance de cause que vous avez annoncé, Messieurs, dans votre *détail*, que *les lumieres & les animaux sont les moyens les plus connus jusqu'ici pour constater l'état des gaz dangereux*, p. 11.

Donc, lorsque *les animaux sont retirés bien portants*, l'air est respirable ; donc, lorsque *les lumieres y brûlent bien*, l'air n'est pas dangereux. Or, lorsqu'il est démontré par des expé-

---

(1) Mém. sur le danger des sépultures, pag. 30.
(2) Gaz. Salut. 12 Fév. 1784.

riences aussi décisives, qu'il n'y a pas de *mosette*, comment donc un homme a-t-il pu y mourir par l'effet d'une *mosette* ? Si vous aviez été conséquents à vos principes, vous ne vous feriez pas précipités dans un dédale d'où vous ne sortirez jamais ; il est évident que vous avez prononcé contre votre propre conviction, lorsque vous avez prétendu que le *méphitisme n'étoit que trop prouvé*, p. 21. Il faut, Messieurs, laisser la nature expliquer la nature, & ne pas parler pour elle. Non seulement vous avez contredit la nature, mais vous avez contredit vos propres principes, je viens de le prouver par des faits irrésistibles.

Direz-vous qu'une *mosette* peut se manifester par bouffées, & que son action meurtriere peut n'être que momentanée ? Vous serez aussi peu fondés à soutenir cette allegation que celle que je viens de combattre : j'appelle en témoignage le célebre *Macquer*, il a vérifié que *l'excès de pesanteur du gaz méphitique sur celle de l'air, l'empêche de s'y mêler, sur-tout quand l'un & l'autre fluides ne sont pas agités ; c'est la raison pour laquelle un lieu où il se dégage tranquillement une grande quantité de gaz ; quoique l'air même puisse y avoir accès : l'air étant plus léger, est forcé de céder peu à peu la place au gaz, qui, définitivement, remplit tout le lieu où il se dégage.* (1) Je joins à cette autorité celle de M. le *Duc de Chaulnes*, il a fait à l'Académie, la lecture d'un Mémoire sur le gaz méphitique, où il rend un compte plus exact qu'on ne l'avoit fait encore, des phénomenes que ce gaz occasione : ce Seigneur vous a prouvé que lorsqu'on plonge un bocal dans la couche de gaz (comme on plonge un vase dans l'eau d'un bassin) on le retire si exactement rempli de gaz, qu'une lumiere qui brûle jusqu'au fond du bocal, lorsqu'il est plein d'air ordinaire, s'éteint alors au niveau de ses bords ; on peut verser ensuite doucement ce gaz dans un bocal de pareille capacité ; le gaz descend de l'un dans l'autre, de telle sorte qu'une lumiere qui s'éteignoit à l'entrée du premier, & brûloit jusqu'au fond du second, s'éteint alors en entrant dans ce dernier, & brûle librement dans le premier. L'excès de pesanteur du gaz sur l'air commun, n'avoit pas encore été démontré jusqu'à ce jour, aussi complétement, & par une expérience aussi simple & aussi frappante (2). Le gaz méphitique n'est donc pas une vapeur subtile qui puisse s'évaporer dans un instant : voilà des faits qui prouvent au contraire que c'est une vapeur pesante, stagnante, & difficile à se mêler avec l'air athmosphérique, à tel point que M. *le Duc de Chaulnes* vous a fait voir cette expérience en pleine Académie ; vous avez été témoins que

---

(1) Diction. de Chym. T. II, pag. 288. (2) Ibid. pag. 289 & suiv.

l'air a été chassé par le gaz qui l'a remplacé. La vapeur méphitique est si pesante, que lorsque les soufflets du ventilateur la forcent de se porter dans l'athmosphere par des tuyaux qui la dirigent au dessus des toits, elle retombe bientôt comme une bombe qui vient assaillir ceux qui s'y attendent le moins. Votre rapport de 1778, pag. 70, en rend témoignage, ainsi que M. *Cadet* dans *ses observations sur les fosses. Cette vapeur*, dit-il, *ne se dissipe pas si promptement, qu'elle ne soit sujette à retomber; nous avons vu*, assure-t-il, *l'entrée du Carousel infectée par les vapeurs d'une vuidange que le ventilateur opéroit à cent toises de là*, pag. 30: donc si *la vapeur* de la fosse de l'hôtel de la Grenade avoit été *meurtriere*, elle n'auroit pu se dissiper: donc rien n'auroit résisté à ses funestes effets, les hommes qui y sont descendus y seroient morts, les animaux y auroient péri, les lumieres s'y seroient éteintes; le contraire est arrivé: donc il n'y avoit pas de mofette dans cette fosse.

Le vinaigre a-t-il neutralisé le méphitisme de la fosse de l'hôtel de la Grenade?

Tout ce qui précede le prouve; mais, pour le démontrer complétement, je n'ai besoin, Messieurs, que de citer vos écrits & votre *détail:* c'est par eux que j'ai prouvé dans mes précédentes lettres, qu'un lieu ou il se dégage un gaz dangereux, les lumieres s'y éteignent, les animaux y sont asphixiés; & que toutes les fois que les lumieres y brûlent, & que les animaux en sont retirés bien portants, on peut respirer un tel athmosphere, *sans courir aucun danger.* C'est d'après cette vérité physique que vous avez vérifié & constaté, presque à chaque instant, l'état de l'air de cette fosse: vos expériences y ont été variées de telle sorte, que vous y avez employé quatre différentes épreuves, *des bougies allumées, du papier allumé, des oiseaux & un cochon d'Inde.* Ces différentes épreuves vous ont produit quatorze expériences: leur égal succès vous a démontré que le vinaigre avoit détruit le méphitisme; & crainte que ces preuves ne fussent pas suffisantes, vous y en avez joint qui vous sont personnelles. Votre odorat a constaté *qu'on ne sentoit dans toute la cave que le vinaigre*, pag. 14, 16 & 17. *A chaque tinette qu'on remplissoit, M. Fougeroux avoit l'attention d'en constater exactement l'odeur, & M. Halle a fait les mêmes épreuves sur la plus grande partie*, pag. 16. Pour compléter la preuve des salutaires effets du vinaigre, vous avez dit, *que M. Janin fit mettre du vinaigre en évaporation dans la chambre au dessus de la cave, afin d'empêcher un enfant malade d'être incommodé* DE L'ODEUR *de la vuidange*, p. 14. Si cette expérience n'avoit pas réussi, il est certain que l'enfant en seroit mort ; *car le moindre inconvénient*, dites-vous, *est d'infecter l'athmosphere des émanations putrides des fosses ; il est suffisamment prouvé*, assurez-vous, *que pernicieuses à respirer pour l'homme en santé*, elles peuvent COUTER LA VIE *aux malades.* (1) Le vinaigre a donc sauvé la vie à cet enfant ? Non seulement il lui a sauvé la vie, mais il l'a empêché d'être incommodé, votre silence le prouve sans replique ; cependant cet enfant a été constamment près de l'ouverture de cette cave : on a passé près de lui 27 tonneaux pleins de gadoues, tonneaux qu'on a assemblés à sa porte, & il n'a pas été incommodé. Quelle preuve, Messieurs, en faveur du vinaigre ! Voilà déja quarante-cinq faits qui déposent en faveur de cet acide ; faits que vous avez si bien constatés, que vous les avez consignés dans votre *détail*. Joignons-y que le premier ouvrier qui descendit dans cette fosse, *lorsqu'il fut remonté, il ne se plaignit pas d'être incommodé*, pag. 17 & 18 ; joignons-y *que pendant qu'on vidoit la fosse, le sieur Maille, placé sur le bord, y jetoit de temps en temps un peu de mélange de vinaigre & d'eau*, pag. 15 ; joignons-y *qu'un homme avec un seau puisoit la matiere liquide, qu'un autre versoit dans un vaisseau appellé tinette*, pag. 16, sans qu'aucun d'eux ait été asphixié ! Et comment auroient-ils été asphixiés, puisque tous les faits que je viens de vous rappeller, prouvent démonstrativement que le vinaigre avoit annihilé le méphitisme de cette fosse. Témoin encore celui qui y est descendu pour y pêcher l'homme noyé : certainement si *la vapeur* avoit été meurtriere, eût-il eu mille vies, il les y auroit perdues ; il n'a pas été frappé de mort, il a eu la force de pêcher & d'enlever du fond du gouffre l'homme noyé. Quelle preuve que l'air de cette fosse étoit respirable ! Et si la *vapeur* avoit été *meurtriere*, quel auroit donc été le sort des 21 personnes qui ont été dans cette petite cave pendant la vuidange, jusqu'à l'instant où l'on a porté & étendu à nos pieds le noyé ? il étoit si couvert de gadoues qu'il étoit impossible de le reconnoître : dans ce triste état, cinq hommes le porterent entre leurs bras depuis la cave jusques dans la rue, sans qu'aucun de nous, sans qu'aucun d'eux ait été asphixié, pas même l'enfant malade, sous le nez duquel passa ce lugubre convoi.

Cependant *l'air que nous respirons ne peut être altéré, sans que nos corps qu'il environne & qu'il pénetre n'en soient affectés, dit la Société de Médecine ;* elle ajoute que, *les diverses substances, mêlées avec lui, le rendent nuisible*, T. 4, pag. 27 ; donc si le vinaigre n'avoit pas rendu salubre l'air de la cave &

***

(1) Rapport de 1778, pag. 62.

de la foſſe, nous y aurions tous été aſphixiés. Non ſeulement cet acide a annihilé le méphitiſme des gadoues, mais encore celui de *quatre réchauds de charbon allumé*, pag. 12, celui de *quatre chandelles allumées*; enfin celui qui réſultoit de la reſpiration de 21 perſonnes. Vous ſavez, Meſſieurs, que la vapeur du charbon allumé eſt funeſte: celle qui provient des êtres animés n'eſt pas moins dangereuſe, témoin les 145 perſonnes qui furent fermées, en 1756, dans une priſon au Fort Guillaume, à Calicut. Dans une ſeule nuit, 122 priſonniers furent les victimes de leur propre reſpiration, & les 23 perſonnes qui ſurvécurent, étoient dans l'état d'une aſphixie prochaine. C'eſt donc avec connoiſſance de cauſe que M. *l'abbé Teſſier* affirme *que la vapeur qui ſe dégage des corps des animaux, réunis en grand nombre dans un petit eſpace, frappe déſagréablement l'odorat des perſonnes qui s'y expoſent: ſi les animaux n'en ſont pas garantis, elle les ſuffoque*, parce que c'eſt *une eſpece de mofette*; (1) donc, ſans la vertu antiſeptique du vinaigre, ces quatre eſpeces de *mofettes* auroient éteint les lumieres, & nous y aurions tous péri, ainſi que les animaux; cela eſt ſi vrai que vous affirmez que *les vapeurs des foſſes nuiſent aux hommes & aux animaux*; vous ajoutez que *cette vapeur dangereuſe & déſagréable à reſpirer, tue les animaux qui ſont expoſés à ſon action*; expérience, aſſurez-vous, *qui a été répétée ſous vos yeux*: (2) vous êtes donc intimement perſuadés que le gaz méphitique *tue les animaux*; donc, lorſque les animaux ſont *retirés bien portants*, il n'y exiſte pas de gaz *dangereux*; donc le vinaigre avoit neutraliſé le méphitiſme de la foſſe de l'hôtel de la Grenade; car vous avez publié que les animaux en *ont* toujours *été retirés bien portants*. Qu'oppoſerez-vous à des preuves auſſi péremptoires? Et *les lumieres* qui *ont bien brûlé* ne dépoſent-elles pas en faveur du vinaigre? donc le vinaigre eſt ſans le moindre équivoque un puiſſant antiméphitique.

Après tant de faits atteſtés par vous, qui portent juſqu'à l'évidence, que l'air de cette foſſe & de cette petite cave étoit reſpirable, M. *l'abbé Teſſier* a-t-il bonne grace de ſoutenir qu'il a été incommodé? S'il avoit été malade, auroit-il eu l'imprudence de deſcendre dans cette cave, ſur-tout après le malheureux événement? S'il avoit été incommodé, auroit-il eu la force ni le courage de deſcendre 19 marches ſi en mauvais état, que vous aviez *fait fixer au haut & au bas de l'eſcalier une corde, à l'aide de laquelle on pouvoit avoir la facilité de deſcendre &*

---

(1) Obſ. ſur les malad. des hôtes, p. 172 & ſuiv.
(2) Rapport de 1775, pag. 70 & 74.

de monter, pag. 9 ; corde que vous aviez fait enlever pour
secourir le noyé, pag. 18 ; & M. *l'Abbé*, très-malade, a descendu & remonté ce mauvais escalier sans aucun soutien ! S'il avoit
été convaincu que la *vapeur* de cette fosse *étoit meurtriere*, auroit-il
osé exposer sa vie en se courbant sur l'ouverture, & cela, *pour y
descendre une bougie allumée qui a bien brûlé*, pag. 21 ; l'y maintenir quelques minutes, & la retirer, se courber de nouveau
pour y descendre un cochon d'Inde, p. 18 ; enfin redescendre dans
la cave pour retirer l'animal, si bien portant qu'il n'a pas cessé
de manger de la brioche pendant qu'il a été dans la fosse : or un
Membre de la *Société de Médecine* auroit-il hasardé de respirer
ainsi *une vapeur meurtriere*, & de faire partager le danger au
digne M. *Leroy*. Faites attention, Messieurs, que M. *l'abbé
Tessier* a dit, que l'homme qui s'est noyé, *à peine eût-il descendu quelques échelons, qu'il chancela & tomba dans la fosse*,
pag. 18. S'il n'a descendu que quelques échelons, les deux tiers
de son corps étoient encore dans la cave, malgré cela *il chancela
& tomba* ; & le Médecin qui nous apprend ce fatal événement,
va placer sa tête plus bas qu'étoit celle de l'infortuné lorsqu'il
chancele & tombe ! Cela paroit incroyable ; cependant c'est M.
l'Abbé qui a écrit & signé tout cela. Il a plus fait, il a dit
qu'un autre ouvrier qui descendit dans la fosse, *perdit connoissance avant que sa tête fût sous la voûte*, pag. 19 ; il respiroit
donc encore l'air de la cave ? double motif de craindre les funestes
effets de la *vapeur meurtriere*. Mais, où ne conduit pas l'excès
de zele de M. *Tessier* ; il a voulu constater par lui-même la vérité,
en respirant à quatre différentes fois cette prétendue vapeur, &
prouver sans replique à tout l'univers qu'elle n'étoit pas *meurtriere* ; & crainte de dénégation, il a fait faire les mêmes épreuves
à M. *Leroy* avec un égal succès. Si quelqu'un osoit soutenir
que le vinaigre n'avoit pas annihilé le méphitisme de cette fosse,
je présume que M. *l'abbé Tessier* répondroit aux incrédules.

" Les nombreuses expériences que MM. *Fougeroux, Hallé,
" Leroy & moi*, avons faites en respirant l'air de la cave & de
" la fosse, sont des preuves irrésistibles qu'il étoit respirable ;
" notre existence, celle des ouvriers & des spectateurs le prouvent
" sans replique ; & les succès non interrompus des bougies allu-
" mées & des animaux, sont encore des faits qui parlent plus
" haut & plus fortement en faveur de la découverte de M. *Janin*,
" que tout ce qu'on pourra objecter de contraire. Des faits aussi
" bien constatés par les Commissaires de l'Académie & de
" la Société de Médecine, sont à tous égards plus dignes d'être
" crus, que des contradictions, que des allégations démenties par
" les démarches que nous avons faites dans cette cave, ou notre

,, nez, nos poumons, les bougies & le papier allumé, les
,, oiseaux & le cochon d'Inde ont bien senti & vérifié sans la
,, moindre équivoque que l'air étoit respirable, & qu'il n'y
,, avoit pas de *vapeur meurtriere*. Des accidents causés par la
,, submersion, sont étrangers à la découverte de M. *Janin*.
,, Jamais le vinaigre n'a eu, ni n'aura la vertu d'empêcher les
,, gens de se noyer dans un liquide quelconque ,,.

Quelle objection solide pourra-t-on faire à M. *l'abbé Teſſier*
lorsqu'il raisonnera de la sorte ? Malheureusement sa logique n'est
pas celle-là ; il aime mieux soutenir l'inverse de sa propre conviction ; car, malgré qu'il ait éprouvé sur lui-même que la *vapeur*
n'étoit pas *meurtriere*, il n'a pas moins écrit & signé qu'elle
étoit *meurtriere* ; & il l'a signé quoique son *détail* contienne une
multitude de faits qui anéantiſſent cette assertion. Une logique
qui répand des doutes sur l'évidence même, est-elle fort utile ? O
M. l'Abbé ! Vous ne cesserez donc jamais de vous contredire ?
Vous avez porté la contradiction à tel point, que quinze jours
après la publication de votre *détail*, vous avez fait imprimer
qu'on ne peut être exposé à l'air méphitique sans danger ; vous
citez pour exemple qu'en 1780 *on cura un canal voiſin de la
Gendarmerie à Luneville ; beaucoup de Gendarmes*, assurez-vous,
tomberent malades, comme on devoit s'y attendre : (1) or si le
méphitisme a pu altérer un si grand espace d'air athmosphérique,
au point de produire des maladies graves à un si grand nombre
d'individus, que ne seroit-il donc pas arrivé dans la cave & dans
la fosse de l'Hôtel de la Grenade où existoient quatre especes de
mofettes, d'autant plus que nous étions tous plongés dans la
sphere de leur activité ? Le vinaigre seul nous a garantis, ainsi que
les animaux, de l'action dangereuse & mortelle de ces quatre
mofettes. Cet acide est donc antiméphitique ? M. *l'abbé Teſſier*
n'a pu se le dissimuler ; car, après avoir publié le *détail*, il
a annoncé que pour arrêter la contagion de Rouvrai St. Denis,
où regnoit une épidémie mortelle, *il fit brûler du vinaigre dans
les chambres des malades, & les fit arroser ;* (2) & il l'a fait
avec un tel succès, qu'il n'a pas hésité de le conseiller encore
pour remédier aux funestes effets de la putréfaction, qui se
manifeste par *l'humeur puriforme & fétide qui coule des naseaux
des chevaux ;* on les exposera, dit-il, *à la vapeur de l'eau aci-
dulée avec du vinaigre* (3). Pourquoi donc a-t-il soutenu dans
le *détail* que le vinaigre n'est pas *antiméphitique* ? Ce n'est pas

---

(1) Obf. sur les malad. des bêtes, pag. 177.
(2) Mém. de la Société de Médecine, T. III, p. 10.
(3) Obf. sur les malad. des bêtes, pag. 159.

être conséquent. Par quelle fatalité, Messieurs, avez-vous signé un écrit si discordant ? En le signant, vous avez prononcé contre l'expérience, & contre les conséquences que vous en avez déduites. Ignorez-vous que la nature est uniforme dans l'ordre physique ? ignorez-vous que toutes les fois que nous voyons les mêmes causes, nous devons nous atendre aux mêmes effets (1) ? Or, tous les faits contenus dans votre *détail* concourent à prouver d'une maniere uniforme & irrésistible, que l'air de la fosse & de la cave étoit respirable. Pourquoi donc y avez-vous inséré que *le méphitisme n'étoit que trop prouvé*, p. 21 ? Vous avez oublié, Messieurs, l'avis que vous avez donné dans la préface du premier volume de la Société de Médecine : *on fera*, dites-vous, *mention de la cause, s'il y en a une d'apparente ; & on se souviendra, sur-tout, qu'il seroit très-dangereux d'en indiquer une incertaine.* C'est précisément ce que vous avez fait dans votre *détail* : la cause que vous y énoncez est démentie par toutes les expériences que vous avez faites ; elle est démentie par vos propres écrits ; elle est donc plus qu'incertaine ?

Je vous rappelle ce qu'ont dit en 1770 de savants Médecins : *Un rapport*, disent-ils, *étant fait pour manifester la cause d'un événement, il faut que les moyens capables de faire connoître cette cause y soient bien développés, de façon à démontrer en rigueur que l'événement ne dépend d'aucune autre cause* (2).

Voyez, Messieurs, si vous avez rempli des conditions aussi essentielles dans votre *détail*. Un homme s'est noyé dans la fosse, & vous attribuez sa mort au méphitisme : tandis que *les lumieres*, *les animaux*, *l'enfant malade*, & notre existence, ont démontré le contraire : à une telle méprise vous y joignez l'ironie. *M. Janin*, dites-vous, *content de son opération, dit en présence de MM. Fougeroux & Hallé, de M. le Commissaire au Châtelet, & de plusieurs autres personnes, que la fosse ne changeroit pas de nature, qu'il la tenoit, & qu'il le signeroit, si on le vouloit : ce sont ses expressions*, pag. 17.

Oui, Messieurs, je l'ai dit, & je soutiens encore que cette fosse n'a pas changé de nature pendant toute la vuidange, grace au vinaigre. Vos expériences le prouvent sans replique ; c'est par elles que vous avez déclaré *la fosse du quai Pelletier exempte de méphitisme*, pag. 3 ; c'est par elles, qu'après avoir déclaré *la fosse de l'hôtel de la Grenade mauvaise*, pag. 6, vous avez atfirmé qu'elle *n'étoit pas mauvaise à la surface*, p. 11 ; c'est

---

(1) Encyclop. Tome VI.

(2) Mém. & Consult. sur la mort du Curé de Gruy, par MM. Fougeroux, Petit & Maret, Médecins à Dijon.

par elles que *vous avez constaté l'état de l'air de la fosse, qui ne vous parut pas avoir changé*, p. 14. Il n'a donc pas changé de nature pendant toute la vuidange? car vos épreuves ont été réitérées à chaque instant, toujours avec un égal succès; vous en avez consigné les résultats aux *pages* 4, 10, 11, 13, 14, 15, 16, 17, 20 & 21 de votre *détail*. Or, *constater*, dit l'Académie Françoise, *c'est établir la vérité d'un fait par des preuves convaincantes*. Vos épreuves sont si convaincantes, que vous avez déclaré que *les bougies & les animaux sont les moyens les plus connus jusqu'ici pour constater l'état des gaz dangereux*, p. 11: voilà les moyens que vous aviez choisis comme des guides fideles, comme des barometres & des thermometres qui devoient vous annoncer les moindres variations qui auroient pu survenir dans l'état de l'air de cette fosse: vous ne pouviez donc rien prononcer que d'après leurs indices. Or, *si la vapeur avoit été meurtriere*, comment vous en seriez-vous apperçu? le plus savant d'entre vous répond : Qu'*aussi-tôt qu'on introduit un animal dans le gaz méphitique, il y périt dans le même instant ; les corps les plus inflammables, allumés, plongés dans le gaz méphitique, s'éteignent aussi complétement que si on les plongeoit dans l'eau.* (1) A ce langage vous reconnoissez le célebre *Macquer*, dont la mort cause nos regrets : vous avez été les échos de ce grand homme, vous avez répété ce même précepte dans vos ouvrages. *M. Lavoisier* a dit plus encore, il a vérifié que toutes *les vapeurs méphitiques ont autant d'action sur le premier que sur le dernier* (2). Rien de tout cela n'est arrivé lors de ma derniere expérience, je viens de le prouver par soixante-six faits ; faits d'autant plus conséquents, que vous les avez attestés vrais, que vous les avez signés & inserés dans votre *détail*. C'est par des faits aussi péremptoires que je prouve que l'ouvrier n'est pas mort par l'effet du méphitisme : que je prouve que l'air de la cave & de la fosse étoit respirable ; & s'il ne l'avoit pas été, j'ai prouvé par de bonnes autorités que les lumieres s'y seroient éteintes ; j'ai prouvé que les animaux & nous y aurions été asphixiés. J'appelle ici en témoignage de cette vérité *M. Cadet*, il affirme, d'après une multitude de malheurs qui sont arrivés lors de ses expériences en 1778, 79, 80 & 81 (3), il affirme, dis-je, que *ce n'est pas seulement dans l'intérieur des fosses que la mitie & le plomb exercent leur action dangereuse ; on a vu nombre de*

---

(1) *Dict. de Chym.* Tom. II, pag. 274 & suiv.

(2) *Opuscules chym.* pag. 113. Il en a consigné la preuve aux pages 303, 309 & suivantes.

(3) *Voyez* ma seconde Lettre à *M. Cadet*, pag. 19 & suiv.

fois ces vapeurs meurtrieres jeter dans l'asphixie les hommes &
les animaux qui étoient à portée de les respirer (1).

Le gaz méphitique est donc bien dangereux ? si dangereux que
lorsqu'un homme en est la victime, tous ceux qui y sont exposés,
ou qui vont à leur secours, éprouvent le même malheur ; afin
de le mettre en évidence, je n'ai besoin que d'ouvrir les ouvrages de l'Académie, de la Société de Médecine & de *M. Cadet.*

Heureux le vuidangeur, dit-il, *quand dans le théatre de*
ses travaux il n'ouvre pas son tombeau. Témoin entre mille,
l'exemple de trois de ces hommes, qui en 1777 périrent à la
vuidange d'une fosse, à Saint-Denis. Il atteste qu'un procès-
verbal qu'il a entre les mains en compte jusqu'à onze péris de
même dans une maison rue Saint-Louis au Marais. Ibid. p. 6.
M. Cadet a annoncé encore dans son Journal de Paris, 10 juin
1784, un événement qui vient à l'appui de la these que je
soutiens. Voici le fait :

Le nommé *Laurent*, *du lieu de la Villette, avoit prêté sa*
cave à un jardinier pour y faire des couches de champignons :
on y descendit à cet effet beaucoup de fumier, que l'on imbiba,
dans la cave, d'une assez grande quantité d'eau. Le 6 juin à
huit heures du matin, le jardinier descendant avec une chandelle
dans la cave, fut fort étonné de la voir s'éteindre. Laurent y
a descendu, & tous deux ont été suffoqués. La servante de Laurent
ne les voyant pas revenir, & ayant été les rejoindre, a éprouvé
le même sort. Un Suisse de bonne volonté, fut attaché d'une
longue corde, il descendit dans la cave, prit Laurent dans ses
bras, le porta sur les premieres marches, mais se sentant suffoqué, il cria faites moi jour, & courut à toute force dans la
rue, on le secourut avec de l'eau-de-vie & DU VINAIGRE ;
revenu à lui, il étoit hors d'état de redescendre : un homme
robuste se présenta, on l'attacha solidement, & d'une autre
corde qu'il tenoit à la main, il attacha Laurent en deux minutes ;
cependant il fut frappé plus vivement que le Suisse, il remonta
rapidement, tomba dans la rue & entra dans des convulsions
épouvantables, il fut plus d'une demi-heure dans cet état, à
force de secours on parvint à le faire revenir.

M. Cadet nous fournit, dans le même Journal, 3 Juillet, une
autre preuve des funestes effets du méphitisme. On lui écrit de
Metz, que le 27 juin, *vers une heure du matin,* SIX MAÇONS
& UN *Tailleur sont morts à l'ouverture d'une fosse d'aisance*
que l'on vuidoit dans un caveau. Deux de ces malheureux res-
piroient encore, on leur administra des secours, mais ils n'ont
servi qu'à leur prolonger la vie de quelques minutes.

---

(1) Observations sur les fosses d'aisance, pag. 55.

Actuellement ouvrons les fastes de l'Académie ; j'y trouve, en 1710, que *six personnes*, à *Chartres*, en voulant s'entre-secourir, perdirent successivement la vie dans une cave où l'on avoit entassé de la braise. On remédia au vice de l'air en tenant la porte ouverte & en y jetant abondamment de l'eau. Quelques jours après on éprouva l'état de l'air, en y descendant un chien attaché sur une planche sur laquelle on avoit fixé une chandelle allumée ; le chien ne mourut point, la chandelle ne fut point éteinte, ON DESCENDIT ALORS DANS LA CAVE SANS COURIR AUCUN DANGER.

Un maçon, dit la même Académie, laissa tomber son marteau dans un puits, un homme y descendit pour le pêcher, il y fut étouffé : un second descend pour retirer le corps MORT, il eut la même destinée, pareillement un troisieme ; on y descendit un chien qui MOURUT, après l'avoir retiré, en 1701.

Rappellez vous, Messieurs, la cruelle catastrophe arrivée à Narbonne en 1779 : elle fixa l'attention de votre Académie, son rapport nous apprend qu'une fosse abandonnée par les vuidangeurs à cause de la puanteur insigne qui s'en exhaloit, décida, le sieur *Faure*, propriétaire, d'en faire creuser une à côté de l'ancienne ; cette excavation fut faite dans une cour, par conséquent à l'air libre. *A peine* avoit-on commencé le revêtement, qu'il se fit au mur de l'ancienne fosse une fente qui permit au liquide qu'elle contenoit de s'épancher dans la nouvelle fosse. *Dans l'instant*, deux manœuvres qui étoient au fond, & deux maçons qui travailloient sur un échafaud furent suffoqués ; un maçon tomba au fond de la nouvelle fosse, l'autre sur l'échafaud ; le fils de ce dernier vole au secours de son malheureux pere ; à peine est-il arrivé sur l'échaffaud qu'il tomba mort au fond de l'excavation ; quatre autres personnes descendent successivement pour les secourir, & sont les victimes de leur charité ; d'autres se présentent pour y descendre, mais à peine se sont-ils avancés au bord de ce volcan putride, qu'ils chancelent, on les retire promptement par les habits, les sens très-affoiblis & la poitrine oppressée.

Voilà, Messieurs, quels sont les funestes effets d'une vapeur réellement *meurtriere*. Les hommes, les animaux, les lumieres, rien ne résiste à sa malignité. Que d'exemples n'aurois-je pas à mettre sous vos yeux ! il me suffit de vous rappeller ceux qu'a publié la Société de Médecine : elle nous apprend qu'un savoyard étant descendu dans un puits, fit un grand cri & tomba mort ; un maçon se fait attacher pour y descendre, il se trouve mal, on le retire ; un chien y fut descendu le lendemain, à peine arrivé au fond il hurla, on le retira sans aucun signe de vie ;

on y descendit des lumieres, dont quelques-unes étoient renfermées dans des lanternes, elles s'éteignirent à douze pieds de profondeur. Tom. I, pag. 358. Cette Société savante me fournit encore deux autres exemples des funestes effets des vapeurs méphitiques.

Une Dame mourut de la petite vérole, on l'exhuma une année après, le cercueil s'étant rompu, il s'éleva aussi-tôt une exhalaison qui tua un des manœuvres, plusieurs assistants tomberent en syncope.

Il y a quelque temps qu'un particulier de Marseille fit ouvrir des fosses pour planter des arbres, dans un endroit où en 1720 on avoit enterré un grand nombre de cadavres pestiférés, trois ouvriers furent suffoqués par la vapeur qui s'éleva (1).

M. *Mazars* a adressé à la Société de Médecine la relation d'un événement arrivé à Toulouse en 1779, en voici l'extrait: Un épicier laisse tomber dans une fosse nouvellement vuidée, deux écus de six livres, deux maçons offrent de les retirer, le plus jeune descend & tombe à la renverse; l'autre saisit l'échelle, à peine arrivé dans la fosse qu'il est étendu à côté de son malheureux frere; un des vuidangeurs qui avoit vuidé cette fosse se fait attacher une corde sous les bras, il y descend, mais à peine a-t-il gagné la voûte qu'il chancele, on le retire incertain s'il est asphixié ou mort (2).

Le méphitisme est donc bien redoutable? il l'est au point, qu'au rapport de M. *Vicq d'Azir, plusieurs particuliers ont été suffoqués dans une cave, à Perpignan; ceux qui avoit eu assez de courage pour les secourir tomberent sans connoissance dans le même endroit* (3).

Enfin, vous me fournissez, Messieurs, deux tristes exemples qui achevent de prouver que lorsqu'une *vapeur est meurtriere,* tous ceux qui y sont exposés en sont les victimes.

Deux maçons ont péri, dites-vous, par les émanations terribles des fosses d'aisance, à Vaugirard, & deux autres dans la rue Boucherat, Rapp. de 1778.

Il est donc bien certain que là où un homme périt par l'effet d'une *mofette,* tous ceux qui y sont exposés ou qui vont à son secours sont les victimes de leur zele. Pourquoi donc l'ouvrier qui est descendu dans la fosse pour y pêcher l'homme noyé n'y est pas mort?

Il résulte de tous ces faits, auxquels j'en aurois pu joindre

---

(1) Rapport de 1780, en réponse aux questions proposées par S. A. E. Mgr. le Grand Maître de Malte, pag. 21 & 22.

(2) Ce fait est consigné dans le Journal de littérature, an. 1780, n°. 10, pag. 175 & suiv.

(3) Exposé des moyens contre les maladies pest. pag. 66.

une multitude d'autres, que si la fosse de l'hôtel de la Grenade avoit été aussi meurtriere que vous avez voulu le faire croire, il y a deux ans & demi que nous aurions tous comparu devant le souverain Juge, devant celui dont l'œil pénétrant voit jusques dans les plus profonds replis du cœur humain. Votre existence, Messieurs, celle des ouvriers & des spectateurs, celles des animaux & des bougies allumées sont des preuves invincibles que le vinaigre avoit vaincu l'hydre méphitique, à tel point, que l'air de la fosse & de la cave étoit respirable ; je viens de le mettre en évidence. L'homme n'a donc pas péri par la *vapeur meurtriere ?* Qu'elle a donc été la cause de sa mort ? voilà l'état de la question. J'affirme qu'il s'est noyé : & il n'a été submergé que parce que la fosse étoit pleine de liquide ; je dis plus ; il n'y est tombé que parce qu'on l'a essayé. Vous savez, Messieurs que je n'avance rien qu'étayé par des faits, & les faits dont j'ai besoin sont consignés dans votre *détail*. Je vais donc continuer de vous opposer à vous — mêmes : toute autre preuve pourroit vous être suspecte ; mais votre témoignage vous ne pouvez certainement pas le récuser ; ainsi c'est par le *détail* même que je vais combatre le *détail*, les faits bien constatés y sont si épars, si enveloppés dans la contradiction, qu'il faut être attentif pour les appercevoir ; mais dès qu'on les rapproche les uns des autres, alors ils forment un foyer dont la masse lumineuse éclaire toute l'étendue du labyrinthe où l'on a voulu égarer le public. C'est en rassemblant ces rayons épars que je suis parvenu à anéantir toutes les accusations qu'on a faites jusqu'ici contre ma découverte antiméphitique. Cette méthode de combattre l'adversaire par ses propres armes, de l'enchaîner par ses propres paroles, a fixé l'attention de l'Europe ; elle a été honorée du suffrage de plusieurs Souverains, de celui des Savants & du Public. Encouragé par un applaudissement aussi général, aussi flatteur & aussi respectable, je ne changerai pas le plan de ma défense, ma justification en sera plus évidente & plus complete.

Il s'agit donc de savoir, Messieurs, si la fosse étoit pleine de liquide, & si un homme pouvoit s'y noyer ? Il s'agit de savoir si des cris inattendus ont pu effrayer, & y faire tomber un homme qui étoit perché sur une échelle, lorsqu'il la descendoit avec rapidité ? enfin, il s'agit de savoir si votre *détail* est sans reproche ? voilà les principaux objets que nous allons examiner, & je vous annonce qu'après cette discussion je n'ai plus rien à vous dire.

La fosse de l'hôtel de la Grenade contenoit-elle assez de liquide pour qu'un homme pût s'y noyer ?

Je soutiens l'affirmative, & je la soutiens avec d'autant plus de confiance, que vous m'en fournissez plusieurs preuves.

Afin

Afin de s'assurer, dites-vous, *d'une maniere incontestable, de l'utilité de la découverte de M. Janin, il avoit été résolu qu'on vuideroit cette fosse en entier :* TRAVAIL QUI POUVOIT DURER PLUSIEURS JOURS, pag. 13.

Or, une vuidange qui doit *durer plusieurs jours*, annonce non seulement que la fosse est pleine, mais encore qu'elle est très-vaste & très-profonde : la déposition des locataires de cette maison vient à l'appui de cette vérité. Ils ont déclaré, & vous l'avez inséré dans votre *détail*, qu'on avoit ESSAYÉ de vuider cette fosse plusieurs fois, *& particuliérement huit mois auparavant ; mais qu'on avoit été obligé de discontinuer, parce que plusieurs ouvriers en avoient été fort incommodés*, pag. 7 : si incommodés, qu'ils furent tous asphixiés, & cela quoiqu'ils n'eussent qu'*essayé* de vuider cette fosse ; donc s'ils n'ont qu'*essayé* de la vuider ; c'est une seconde preuve qu'elle étoit pleine. En effet, depuis 27 ans elle n'avoit pas été ouverte ; à cette époque, à peine le travail eut-il commencé que les vuidangeurs furent asphixiés au bord de la fosse, & en si grand nombre, que sans le secours que leur donna M. le Docteur *Dubois*, ils y auroient tous péri, j'en ai la preuve entre les mains (1). Il est donc très-certain, Messieurs, par vos propres déclarations, que la fosse étoit pleine ; cet aveu jette un grand jour sur toutes les preuves que j'ai à vous opposer. Je vous prie de me dire actuellement comment mes ouvriers s'y prirent pour vuider cette fosse ? Je m'en rapporte encore à votre témoignage, en marchant ainsi de preuve en preuve, nous parviendrons à vous convaincre que quiconque auroit tombé dans cette fosse s'y seroit noyé.

Un homme avec un seau, assurez-vous, *puisoit la vanne* OU MATIERE LIQUIDE *qu'un autre* VERSOIT *dans un vaisseau appellé timette*, pag. 15.

Fort bien ! Il y avoit donc du liquide dans cette fosse, & cela en assez grande abondance, puisqu'on pouvoit y *puiser*. Et comment n'y en auroit-il pas eu ? puisqu'il est de fait que le *liquide* des latrines fait la majeure partie d'une vuidange, & cette majeure partie est le produit des urines, qui sont bien plus abondantes que la matiere fécale : celle-ci, comparée aux urines, est dans le rapport d'un à seize, & quelques solides que soient les excrémens, la putréfaction, en désunissant leurs parties intégrantes, les réduits presque toutes en liquide, témoin l'*analyse* qu'a faite de cette matiere l'homme célèbre qui a fait l'ornement de votre Académie, je parle d'*Homberg* ; il a vérifié que dix ou

---

(1) Ces Deux événemens prouvent qu'on avoit choisi, pour mon expérience la fosse la plus meurtriere de Paris ; en effet, vous l'avez déclaré mauvaise p. 4, & contenant de cadavres, pag. 7.

douze onces de matiere fécale desséchée au bain-marie , s'est réduite à une once ou six gros ; tout le reste s'est converti en *une liqueur aqueuse , de forte que les autres principes qui la composent , favoir , le fel , l'huile & la terre ne font ensemble qu'environ un huitieme* (1). Or , vous favez , Messieurs , que la fermentation putride produit à peu près les mêmes effets que l'action d'un feu moderé. Il réfulte de l'analyse d'*Homberg* , que le liquide qui provient des excréments , comparé à la partie terreuse , est dans le rapport , d'un à douze. On ne doit donc pas être étonné fi les latrines contiennent une fi grande quantité de fluide , fans compter celui qu'on y verfe , qui provient de la toilette , du lavage des vafes de nuit , &c. &c.

Votre *détail* me fournit encore plufieurs preuves que la fosse étoit pleine de liquide ; on y lit , pag. 16 : *A la vingtieme tinette l'ouvrier qui , d'en haut* PUISOIT LA VANNE , *laissa échapper son feau dans la fosse , il y defcendit au moyen d'une échelle , pour le retirer , il y parvint à l'aide d'un bâton armé d'un crocher.*

Il y avoit donc une grande profondeur de liquide , puifqu'il fut obligé d'avoir recours à un tel inftrument ? La fosse étoit donc très-profonde , puifque malgré ce bâton à crocher , l'ouvrier fut obligé de defcendre dans la fosse , *au moyen d'une échelle ?* Faites attention , Messieurs , à la force de ces trois preuves.

En voici encore une. *Lorfque la vingt-feptieme tinette fut remplie , un fecond ouvrier laissa aussi tomber fon feau dans la fosse* , pag. 17 ; *laissa aussi* tomber fon feau : *aussi* , veut dire pareillement , & fe rapporte au premier ouvrier qui *puifoit la vanne ou matiere liquide.* il est évident que c'etoit le feul ufage que faifoit de ce feau le fecond ouvrier. Et malgré des aveux fi multipliés & fi pofitifs , vous ajoutez tout de fuite , que *cet ouvrier fe difpofoit à defcendre dans la fosse pour le* RAMASSER. Quoi , Messieurs ! *ramasser* un feau qui a plongé dans plus de huit pieds de liquide ? eh quel liquide ! Il étoit fi noir , fi opaque , qu'il étoit impossible de diftinguer ce feau qui étoit au fond : & vous prétendez que cet homme defcendoit pour le *ramasser* ; & comment auroit-il pu le *ramasser ? ramasse-t-on* les poissons dans l'eau ? Non , Messieurs , on les pêche ; voilà le mot. Des Savants , des Académiciens doivent connoître la valeur des termes , & leur vraie fignification. Dans quelle intention avez-vous donc employé le mot *ramasser ?* afin de nous en inftruire ; confultons le Dictionnaire de l'Académie françoife. *Ramasser fignifie prendre ce qui est à terre , ramasser fes gants , fon chapeau ; les glaneurs ramassent les épis.* Joignons à cette autorité celle de l'Encyclopédie.

____

(1) Mém. de l'Acad. ann. 1711.

Ramasser, y est-il dit, *signifie relever de terre.* Vous avez donc voulu faire croire, par le mot *ramasser*, que la fosse étoit à sec ; vous avez voulu persuader que l'homme qui a eu le malheur d'y tomber n'a pu s'y noyer : c'est ainsi qu'on a fait porter au public un jugement faux sur ce qui s'est passé : c'est ainsi qu'on cache aux hommes la vérité. Lisez, Messieurs, la construction de votre phrase : *L'ouvrier se disposa à descendre dans la fosse pour* RAMASSER *son seau ; ramasser* présente-t-il l'idée que le seau étoit au fond d'une masse liquide qui le couvroit de plus de huit pieds ? Il y avoit donc une impossibilité physique de le *ramasser*, témoin le bâton à crochet dont s'est servi le premier ouvrier ; témoin les huit déclarations que vous avez faites, que la fosse contenoit du liquide, & en si grande quantité qu'on pouvoit le puiser : c'est ainsi que vous l'avez certifié aux pages 7, 13, 15, 16, 17, 18 & 21. Cette derniere déclaration, Messieurs, mérite toute votre attention ; il s'agit ici de l'état de la fosse après qu'on eut pêché la victime qui s'y étoit noyée. On y lit :

MM. le Roy & l'abbé Tessier ont cru qu'ils devoient descendre dans la cave pour constater l'état de l'air de la fosse, ils y ont introduit, JUSQU'A LA MATIERE, *une bougie allumée qui a bien brûlé.*

Mais de quelle nature étoit cette matiere ? Vous nous l'avez expliqué à la page 15. *Un homme puisoit la vanne ou* MATIERE LIQUIDE : il y avoit donc du liquide ? vous l'avez affirmé pendant huit fois, pourquoi donc l'avez-vous nié à la page 18, & cela par le mot *ramasser ?* Ce mot peut-il se concilier avec vos huit déclarations ? Certainement huit preuves positives sont plus dignes d'êtres crues qu'un mot négatif : mot si hasardé, qu'il est démenti par des faits attestés, vérifiés, constatés, imprimés & signés par vous. C'est bien ici le cas de vous dire, Messieurs, *ce qui est écrit est écrit.* Il est donc très-certain qu'un homme ne pouvoit tomber dans cette fosse sans s'y noyer ; & vous avez imprimé le contraire : ô vérité tu seras donc toujours couverte de nuages ! non.

La vérité renaît, l'erreur s'évanouit. VOLT.

Des cris inattendus ont-ils pu effrayer & faire tomber un homme lorsqu'il descendoit une échelle avec rapidité ?

Il n'y a nul doute que des cris inattendus peuvent causer une terreur panique, à l'homme même le plus intrépide, à plus forte raison à celui qui descend une échelle avec rapidité ; mais est-il vrai qu'on a effrayé cet homme ? Voici, Messieurs, vos propres paroles, pesez les bien :

Quoique le premier ouvrier qui étoit déja descendu dans la fosse

B 2

ne *se fît plaint d'aucune incommodité*, & quelque SÉCURITÉ que l'assertion de M. Janin semblât inspirer, DES PERSSONNES prudentes conseillerent de *lier le second*, M. Ronesse insista; mais LA RAPIDITÉ *avec laquelle l'ouvrier descendit rendit le conseil inutile.* A PEINE *eut-il descendu quelques échelons qu'il chancela & tomba dans la fosse*, pag. 18.

Cet exposé contient quatre preuves que cet homme n'a pas péri par le méphitisme. 1°. *Le premier ouvrier est descendu dans la fosse sans y être incommodé.* 2°. *Mon assertion*, que le vinaigre avoit neutralisé la mofette, étoit fondée sur les succès non-interrompu *des lumieres & des animaux.* 3°. *La rappidité avec laquelle l'ouvrier descendit l'échelle*, étoit une preuve démonstrative que sa santé n'avoit pas été altérée, malgré qu'il eût travaillé depuis quatre heures à cette vuidange. 4°. S'il n'a *descendu que quelques échelons*, tout son corps étoit encore dans la cave : donc sa tête étoit plus élevée que lorsqu'il puisoit le liquide; car il ne pouvoit puiser qu'en courbant toute sa personne. Or, si *la vapeur* avoit été meurtriere, il y auroit été bien plus exposé lorsqu'il travailloit, cependant il a joui pendant quatre heures d'une bonne santé, ainsi que ses camarades, & M. Maille, qui n'ont pas quitté un seul instant l'ouverture de cette fosse; donc *la vapeur* n'étoit pas *meurtriere*; donc le méphitisme n'a pas causé la chûte de ce pauvre malheureux. Tout annonçoit donc le succès le plus complet de mon expérience. Or, quel motif, quelle raison a pu déterminer *plusieurs personnes de crier à la fois & d'insister*, en criant, *liez*, *liez* cet homme! *liez* cet homme! *liez* le donc, *liez* le donc, il y a du danger, le plus grand danger dans cette fosse! d'où vint l'idée *de lier ce second ouvrier*, puisque le premier ne l'avoit pas été & n'en avoit pas eu besoin? Quelle imprudence, grand Dieu! quel bruit épouvantable se fit inopinément entendre! quelle clameur succéda au plus profond silence! elle glaça d'effroi tous les spectateurs. J'en éprouvai les funestes effets, au point que je restai immobile & hors d'état de prononcer une parole; quelle impression fatale ne dut-elle pas faire sur cette pauvre victime, dans un moment qu'il *descend une échelle avec rapidité*, dans un moment qu'il descend pour la premiere fois de sa vie dans une fosse : car vous êtes convenus qu'il étoit un balayeur de rue, pag. 3 & 10. Or, l'atteinte noire du liquide, l'obscurité de la fosse, tout augmente dans ce cruel instant la frayeur que des cris imprudents viennent de lui causer.

Personne n'ignore que la frayeur égare les sens, trouble l'imagination, serre le cœur, arrête la circulation, suspend le cours des esprits vitaux & anéantit les forces, d'où résulte la pâleur, le tremblement, la sueur froide & l'évanouissement ; personne n'ignore que des cris inattendus portent la terreur jusques dans le moral. Combien d'Auteurs célèbres ont prouvé par une multitude d'observations que la frayeur cause l'épilepsie, la syncope & la mort. En falloit-il davantage pour faire chanceler & tomber ce pauvre malheureux, & le faire plonger dans la vanne où il a disparu dans un instant, tant il y avoit de ce liquide : tandis que vous avez présenté la fosse à sec par le mot *ramasser* ?

Vous ne pouvez ignorer, Messieurs, que la frayeur a été funeste de tous les temps, témoins l'histoire, témoin les annales de la Médecine ; vous ne pouvez ignorer que la terreur n'a lieu que par une surprise subite & inattendue, d'où résulte la subversion de l'ordre physique & moral : si vous en doutez, lisez les ouvrages d'*Hypocrate*, d'*Hérodote*, de *Baglivi*, de *Telonius*, de *Sennert*, d'*Homere*, de *Leclerc*, de *Morgani*, de *Willis*, de *Becker*, de *Boerrhaave*, de *Wepfer*, de *Mezerai*, de *Sauvages*, de *Van-Swieten*, de *Lecamus*, de *Haller*, & ceux de MM. de *Buffon*, *Tissot*, *Zimmermann*, *Lesebvre*, *Gardane*, *l'Homme physique & moral*, les *Mémoires de la Société de Médecine*, *l'Encyclopédie*, &c. & vous serez persuadé que la terreur cause les plus grands désordres dans l'économie animale. Vous en jugerez par le portrait qu'en a fait l'orateur Romain, l'illustre *Cicéron*. *Terror est metus concutiens exquâ fit ut pudorem rubor, terrorum pallor & tremor dentium crepitus consequantur.*

Dans une si triste situation un homme perché sur une échelle chargée de gadoues, conséquemment très-glissante, qui a sous ses pieds un grand volume de liquide, que va-t-il devenir ? il va être à coup sûr la proie de la mort. *Pour connoître la cause d'un événement*, dit M. l'abbé Tessier, *il est nécessaire de rapprocher les* CIRCONSTANCES *qui l'ont précédé & qui l'ont accompagné* (1) ; or, toutes *les circonstances* décrites dans votre *détail* concourent à prouver que le vinaigre avoit neutralisé le méphitisme de cette fosse : le gaz méphitique n'a donc pas coopéré à la chûte de cet infortuné ? Car j'ai prouvé que l'objet de vos recherches n'a rien présenté de sinistre, ni le moindre adminicule de preuve qui peut faire suspecter l'air de cette fosse ; rien n'a donc pu faire naître l'idée de *lier ce second ouvrier* ? Donc l'imprudence de plusieurs personnes a causé la mort de cet infortuné.

On présume bien qu'après la chûte fatale de ce pauvre homme, le tumulte augmenta dans la cave ; c'est dans cet instant qu'un ami, un camarade du mort, balayeur de rues comme lui, s'offrit à descendre pour le *pêcher* ; parvenu dans la fosse, le liquide noi-

____

(1) Observ. sur la maladie des bêtes, pag. 163.

râtre & son volume immense ne lui permit pas de distinguer son
ami, il le crut perdu à jamais ; environné des ombres de la
mort, on eut l'imprudence de faire retentir à ses oreilles les cris
redoublés & continus de prendre garde à lui ; la frayeur opéra
sur ses sens ce qu'elle auroit opéré sur tout autre ; mais sa syncope
fut de peu de durée. Un troisieme balayeur de rues descend à son
tour dans cette fosse ; la crainte qu'on lui inspira le fit remonter,
mais moins effrayé que les autres : vous convenez, Messieurs, qu'*il
ne tarda pas à se remettre*, pag. 19. Il ne fut donc pas asphixié ?
& de fait il ne l'a pas été. Un quatrieme ouvrier, des ventilateurs,
descendit dans la fosse : alors on garda le silence, il y séjourna
long-temps, parce que le liquide opaque l'empêchoit de distinguer
l'homme noyé ; à l'aide d'un bâton armé d'un crochet, il tâtonna
au fond de la fosse près d'un quart d'heure avant que de pouvoir
rencontrer le noyé & le saisir ; enfin il l'accrocha, le ramena
au dessus du liquide, le saisit de l'autre main, le lia avec une corde
& le tira du fond du gouffre. De bonne foi, a-t-il pu faire tout
ce travail sans agiter violemment cette matiere liquide ? L'homme
effrayé, en se noyant, a-t-il pu y tomber sans l'agiter encore
plus fortement ? le poids de son corps & son volume n'a-t-il pas
fait remonter le fond à la surface ? ce qui devoit en augmenter
de beaucoup les émanations & le danger, si le vinaigre n'y avoit
pas remédié. Pourquoi donc celui qui a pêché le noyé & retiré
du gouffre en est sorti plein de vie & de santé ? Si *la vapeur* avoit
été *meurtriere*, quel auroit été le sort de cet ouvrier, par le laps
du temps qu'il y a séjourné ? Il n'y est pas mort, donc la vapeur n'étoit pas *meurtriere* ; donc l'air de cette fosse étoit respirable,
grace au vinaigre ; donc l'homme qui s'y est noyé n'y a été
précipité que par la *frayeur.*

Pour achever de le prouver, je vais mettre sous vos yeux
quelques exemples des suites funestes d'une terreur panique.

La Société de Médecine a publié que tous les Médecins con-
viennent que l'épilepsie a pour cause *une frayeur subite*, T. III.
Or, les convulsions violentes, la chûte de la personne & son
évanouissement en sont les principaux symptomes. Dans cet état,
un homme perché sur une échelle peut-il s'y maintenir ?

L'Académie a annoncé, en 1768, que lors de la débacle des
glaces, une fille étoit dans une plate prête à périr contre une
arche du pont ; on lui descend une corde, elle se lie, *on l'enleve* :
quelle fut sa frayeur ! quelque nœud se resserrant lui fit croire
que la corde cassoit, elle arriva évanouie.

Le célebre Boerrhaave a eu sous les yeux un cruel exemple
de la frayeur, à l'hôpital d'Arlem : après avoir épuisé toutes les
ressources de l'art pour guerir des enfants épileptiques, tâchant

que la frayeur est cause de cette terrible maladie, il voulut éprouver
si la cause seroit un moyen curatif; en conséquence il rassemble
tous ces enfants dans une grande salle, il fait porter au milieu
d'eux des brasiers ardents chargés de crochets de fer & pointus;
il menace ces épileptiques que le premier qui aura un accès sera
percé au bras avec ces fers rougis : la frayeur fit une telle impression sur l'un de ces enfants, qu'il mourut subitement ; il fut la
victime de la terreur.

M. *Jadelot*, dans sa dissertation sur les causes de la mort subite,
dit qu'un homme eut une terreur subite, aussi-tôt son visage devint
pâle, & il rendit le dernier soupir.

En 1759, pendant le sermon qu'on prêchoit à St. Vincent, à
Mâcon, un polisson monte au dessus de la voûte de l'Eglise &
fait tomber à dessein ou par mégarde, de la poussiere & des débris
de mortier par un trou de la voûte, destiné à passer des cordages:
un homme sur qui tomba ces saletés, crie *la voûte tombe !* dans
l'instant le Prédicateur se précipite hors de sa chaire, nombre
de personnes furent asphixiées, au point qu'on eut de la peine à
les rappeller à la vie ; la foule qui se précipite vers la porte fit
périr une personne : un seul cri causa la désolation publique.

Un exemple plus récent, que M. *Cadet* a inséré dans son Journal
de Paris, 18 Mai 1781, mérite de trouver une place distinguée dans
mes preuves. *Un domestique entre le matin dans l'appartement de
son maître, ouvre la croisée & s'appuye pour attacher les vo-
lets en dehors du balcon, le pied lui manque, & il tombe du
second étage sur le pavé ; le maître s'élance de son lit, court
à la fenêtre avec tant de précipitation, que peu s'en falut qu'il
ne partageât le sort de son domestique qu'il vit étendu mort ; il
TOMBA ÉVANOUI, & est actuellement malade des suites de
cette double révolution.*

Puisque la frayeur cause des accidents aussi terribles, il faut être
bien imprudent que d'effrayer les gens sans aucun motif. Que
ne doit-il donc pas arriver lorsqu'à la terreur se joint la sensibilité
du cœur ? Les affiches du Languedoc nous fournissent une preuve
encore plus cruelle : une innondation subite fit périr dans une
maison une femme & ses enfants ; les eaux retirées, le mari
entre chez lui accompagné de quelques voisins : quel spectacle
frappe ses regards! il fut tel qu'il mourut dans l'instant.

Il est donc bien certain que la frayeur peut causer la mort.
A toutes ces preuves péremptoires, je vais y en joindre une qui
n'est pas de moindre conséquence. Je vous prie de me dire,
Messieurs, quels sont les signes qui distinguent un homme qui
a péri par l'effet de la frayeur, de celui qui est mort par une
mofette ?

Tous les observateurs ont remarqué que la frayeur affaisse les muscles de la face, les yeux sont fermés, les ailes du nez resserrées, les levres flétries, le visage, le cou & tout le corps pâle & froid. Au contraire, ceux qui sont asphixiés ou morts par l'effet d'une vapeur méphitique, ont le corps plus chaud que dans l'état naturel, les yeux sont ouverts, les ailes du nez relevées, les levres, le visage, le cou, la langue & la poitrine tuméfiés & d'un rouge livide; quelquefois le sang sort par le nez, la bouche & les oreilles. Or, si ces derniers signes s'étoient manifestés sur la pauvre victime, certainement vous les auriez décrits dans votre *détail*; car les signes sont la partie essentielle & fondamentale d'un écrit destiné à l'instruction publique, & vous n'en avez pas dit un seul mot. Comment le public peut-il juger de ce qu'on lui laisse ignorer, de ce qu'on lui cache avec le plus grand mystere? Vous avez prétendu que *le méphitisme n'étoit que trop prouvé*, & vous n'en avez donné aucune preuve.

Cependant *il est essentiel*, dit M. le Docteur Lafosse, *de procéder dans un rapport avec une extrême circonspection, & de ne rien conclure d'après une circonstance, qu'après s'être bien convaincu qu'il n'est rien qui puisse l'infirmer; il faut examiner scrupuleusement tout ce qui s'offrira à l'extérieur du cadavre, comme taches, lividité, &c. en un mot, il faut circonstancier fidèlement tout ce qui n'a point lieu dans l'état naturel; il faut ouvrir les différentes cavités du corps, & ne rien déduire que des véritables symptomes*, Sup. de l'Encycl. Et malgré que vous n'ayez rien fait de tout cela, vous n'avez pas moins soutenu que *le méphitisme n'étoit que trop prouvé*; & vous l'avez soutenu sans faire attention que les lumieres, les animaux, vos expériences personnelles & celles des ouvriers qui sont descendus dans la fosse infirment votre allégation & la mettent au néant.

Rappeilez-vous, Messieurs, les jugements qu'ont prononcé les Facultés de Leipsik, d'Ausbourg & de Giessen, & ceux de *Zacchias, Bohn*, & de *MM. Fournier, Petit, Maret, Horn, Enaux & Poinsotte-Mauvilly*, contre des rapports bien moins vicieux que votre *détail*, qui cependant ont été déclarés *non-concluants & illégals*; sans eux le glaive de la Justice alloit frapper sur des innocents. Que prononceroient donc ces Facultés célebres & ces hommes savants, contre votre *détail*, puisqu'il ne décrit pas un seul signe de la cause de la mort de cet homme, pas un seul signe de l'existence du méphitisme dans cette fosse? lisez, Messieurs, les traités de médecine légale (1) vous y verrez que votre écrit porte sur tous les points le caractere de l'illégalité.

____

(1) Tels que ceux de *Fortunatus Fidelis, Bohnii, Kannegiesseri, Alberti,*

La seule & vraie science, dit *M. de Buffon*, est la connoissance des faits, l'esprit ne peut pas y suppléer (1). Eh bien tous les faits contenus dans votre *détail* concourent à démontrer que l'infortuné n'a péri que par la frayeur, son visage en étoit une preuve frappante. Afin de ne vous laisser rien à desirer, je mets sous vos yeux ce que l'Académie, la Société de Médecine & des Médecins célebres ont observé à l'inspection des corps morts ou asphixiés par l'effet d'une vapeur réellement meurtriere.

L'Académie assure, dans différents rapports, que *si l'asphixie est continuée trop long-temps, les vaisseaux du cou & de la face s'engorgent, le sang se raréfie, sort quelquefois par différents émontoires* (2) ; elle assure que *le visage des personnes suffoquées par les vapeurs méphitiques est plus gonflé & plus rouge qu'à l'ordinaire, les vaisseaux sont gorgés de sang, leur langue est extraordinairement épaisse, les yeux saillants & éclatants, le corps plus chaud que dans l'état naturel* (3).

Voilà donc, Messieurs, les signes auxquels on reconnoît que la personne a été frappée par une vapeur méphitique. L'Académie n'est pas la seule qui ait fait cette observation importante, témoin les ouvrages de *Lanfoni* (4), *Mead* (5), *Morgani* (6), *Lieutaud* (7), *Mezerai* (8), *Sauvages* (9), *Haguenot* (10), & de MM. *Portal* (11), *Calmettes* (12), *Tissot* (13), *Lafosse* (14), *Gardanne* (15), la Société de Médecine (16), &c. &c.

Quelques exemples vont rendre encore plus sensible l'importance de ces signes patognomoniques & invariables. Rappellez vous que le matelot qui fut frappé mortellement par la vapeur méphitique qui s'exhala d'un tonneau plein d'eau de mer, *rendoit le sang par la bouche, le nez & les oreilles, son cadavre étoit noir & enflé*, Mém. de l'Acad. 1745.

Dionis nous apprend que quatre hommes furent étouffés par la puanteur d'une sérosité qui sortit à travers une muraille ; *leurs cadavres, dit-il, étoient tous boursouflés, le sang sortoit par la bouche & par le nez* (17).

Zacchias, Ingratias, Tiborius, Hortius, J. Fabritius, Gendry, Blegny, Devaux, Emerich, Tempel, Prevot, Manget, M. B. Valentin, Velschius, celui surtout des célebres MM. *Verdier & Pyl, &c.* ils vous diront de quelle maniere il faut faire un rapport pour qu'il soit légal ; car votre *détail* manque à toutes les formes réquises par la loi.

(1) Hist. naturelle, théorie de la terre.	(10) Mém. sur le danger des inh.
(2) Rapport de 1779, in-4. p. 20.	(11) Rapport de 1774.
(3) Rapp. de 1774, in-64 p. 8 & suiv.	(12) Remarques critiques.
(4) *Opera omnia de Lanfoni.*	(13) Avis au Peuple.
(5) *Expositio mechanica venenorum.*	(14) Encyclopédie.
(6) *De sedibus & caussis morborum.*	(15) Catéch. sur les morts ap.
(7) *Historia anatomico-medica.*	(16) T. I de ses Mémoires.
(8) Maladies des Armées.	(17) Differt. sur la mort subite.
(9) *Nosologia method.*	

La Société de Médecine a publié qu'un savoyard fut asphixié dans un puits ; lorsqu'on l'eut retiré, *il avoit la face violette, un peu gonflée, ainsi que la poitrine ; à l'ouverture du cadavre, on trouva les vaisseaux de la tête & de la poitrine considérablement engorgés* (1).

Le sieur Faure fut asphixié par la vapeur meurtrière des gadoues : il avoit, au rapport de MM. *Razinbaud, Belvese, Martin & Ferier,* Médecins à Narbonne, *le visage d'un violet foncé* (2). Ce fait a été confirmé par *M. Cabmettes* ; il ajoute que, *la langue étoit grosse & la bouche tapissée d'une écume sanguinolente, symptomes,* dit-il, *qu'on remarque toujours dans les personnes suffoquées par la vapeur méphitique & vivement frappées d'asphixie* (3). Il en parle avec connoissance de cause ; car à cette époque il a eu sous les yeux neuf victimes qui avoient péri par le méphitisme des gadoues.

M. le Marquis de *Turgot* a envoyé à l'Académie des Sciences un rapport au sujet de deux personnes étouffées par la vapeur méphitique du charbon : *elles avoient,* dit-il, *les levres tuméfiées, la couleur du visage d'un rouge très-foncé ; les deux cadavres furent ouverts, on trouva les vaisseaux du cerveau & des poumons fort engorgés.*

Ces tristes exemples, causés par différens gaz, prouvent qu'il y a des signes qui indiquent qu'une personne a été suffoquée par le méphitisme. Votre profond silence, Messieurs, sur l'état de l'homme noyé, après qu'il fut lavé & débarassé des matieres dont son corps étoit couvert, est une démonstration plus que complete qu'aucun de ces symptomes n'existoit chez lui. Et comment y auroient-ils pu s'y manifester, puisque tout concourt à prouver que la frayeur seule a été la cause de sa mort. Exposé pendant plus de deux heures dans la rue, aux regards de plus de deux cents personnes : on entendoit de tout côté, *ô qu'il est pâle !* cela étonnoit d'autant plus le public, qu'il avoit vu nombre de fois des vuidangeurs asphixiés par la vapeur des fosses, dont le visage livide & tuméfié leur avoit présenté un aspect bien différent à celui-ci. Je tire le rideau sur un objet qui ne peut qu'affliger & faire frémir les ames sensibles.

Le Détail est-il sans reproche ?

Ce qui précede ne dépose certainement pas en sa faveur ; mais ce n'est pas de cela dont il s'agit ici. Vous avez annoncé, Messieurs, qu'on a fait, lors de mes expériences, *un procès-verbal :*

(1) Vol. de 1776, Fig. 14.
(2) Jour. de med. Août & Sep. 1779.
(3) Remarq. crit. p. 8 & 12, in-4°.

ce que vous avez répété aux pages 5, 12, 13 & 25, & que ce *procès-verbal a été signé par les Commissaires de l'Académie & de la Société de Médecine, par M. Janin & par M. Laumonier, Commissaire au Châtelet, qui a paraphé tous les renvois*, p. 12. Puis-je vous demander qu'est devenu cette piece authentique ? la seule qui auroit dû voir le jour. Ce procès-verbal étoit fait selon l'Ordonnance de 1667 ; la Loi vous obligeoit de me le communiquer, vous me l'aviez promis, & malgré mes instances réitérées, je n'ai pu l'obtenir. Vous avez plus fait, vous avez supprimé *ce procès verbal.* Dans quelle loi avez-vous lu qu'il fût permis à des Commissaires de faire disparoître un tel acte ? acte si authentique qu'il a été signé, non seulement par les Parties intéressées, mais encore par un Officier public, tel qu'un commissaire au Châtelet ? Enfin, dans quelle loi avez-vous lu, qu'il vous soit permis de substituer à la piece légale un extrait, sous le ti re de *détail exact*, p. 24? Il est si peu exact, qu'il contient des allégations contredites par le *détail* même, & démenties par les lettres que m'a écrites *M. l'abbé Tessier.* Il faut vous en administrer la preuve ; pour cet effet, parcourons votre *détail.* Je m'arrête d'abord à la page 2. Vous y dénommez huit Commissaires ; vous ajoutez : *le 18 Mars au matin ils se sont* TOUS *transportés dans une maison sise sur le quai Pelletier.* Voici une lettre de *M. l'abbé Tessier* qui prouve le contraire.

A. M. Janin, 22 Mars 1782. M. le rendez-vous général est au café presqu'en face du portail de l'Eglise de S. Severin . . . . M. le Roy, de l'Académie, s'y trouvera en qualité de Commissaire ; NOUS NE SAVIONS PAS QU'IL EN FUT, CAR IL SE FUT TROUVÉ *à l'expérience du quai Pelletier.* Signé *Tessier.*

Il est évident que vous n'y étiez pas tous ; votre *détail* n'est donc pas exact ?

On lit à la page 2 une autre inexactitude, la voici : *M. Janin s'est rendu à la fosse du quai Pelletier accompagné du sieur Maille.* Eh, Messieurs ! comment aurois-je pu m'y rendre avec lui, puisque vous m'avez caché avec le plus grand mystere toutes les fosses que vous destiniés à mes expériences ? Un billet de *M. l'abbé Tessier* va le prouver. *A M. Janin 17 Mars 1782. M. l'abbé Tessier Cloître Notre-Dame, a l'honneur de prévenir M. Janin que MM. ses confreres se rendront chez lui demain lundi, vers les dix heures du matin, pour procéder aux expériences relatives à l'antiméphitique, il voudra bien s'y trouver aussi.*

Je ne me suis donc pas rendu à cette fosse avec M. Maille ? Et pour vous prouver, Messieurs, que j'ai été au rendez-vous, chez *M. l'abbé Tessier*, je vous dirai que ce ne fut pas sans peine que je trouvai son logement ; un escalier fort étroit &

obscur me conduisit au dernier étage, sa petite chambre est près d'un cabinet d'aisance, si infect, que son appartement en étoit puant. Je crus obliger *M. l'Abbé* en lui offrant de le désinfecter. Eh, Monsieur ! me répondit-il, *la puanteur est bonne pour la santé*, que répondre à un argument contredit par les écrits de *M. l'abbé Tessier ?*

Revenons au *détail*, on y lit, pag. 7 : *que la compagnie des ventilateurs a contesté la déclaration des locataires de l'hôtel de la Grenade*. Pour *contester*, il faut être présent : tandis qu'à la page 10 vous affirmez qu'aucun d'eux n'y étoit ; voici vos propres paroles : *Vous auriez désiré que quelques-uns des associés du ventilateur fussent témoins de l'expérience. . . . mais M. Janin ayant témoigné que leur présence lui étoit suspecte, on a été obligé d'y renoncer.*

Conciliez si vous le pouvez votre assertion de la *page 7* avec celle de la *page 10* ; d'un autre côté, vous convenez que les ventilateurs n'étoient pas de mes amis, pourquoi donc les avez-vous chargés de vous indiquer les fosses où je devois faire mes expériences ? les *pages* 2 & 6 de votre *détail* le prouvent ; tandis que je vous avois demandé avec instance que ces gens là, qui m'avoient donné nombre de preuves d'animosité, témoins, ce qu'a publié contre ma découverte *M. Cadet*, que ces gens là, dis-je, n'auroient aucune relation directe, ni indirecte à mes expériences : & c'est eux qui choisissoient les fosses où je devois opérer, & à moi on me les cachoit jusqu'au moment du travail ! quelle partialité ! la partialité annonce la prévention, & la prévention égare souvent celui qu'elle a séduit : c'est dans l'ordre moral. Votre prévention s'est encore manifestée lorsque j'ai requis, en présence de *M. de Lassonne*, premier Médecin du Roi, qu'on choisiroit six fosses, & qu'on tireroit au sort celle qui devoit servir à mes épreuves : cela m'a été refusé. J'ai requis qu'on me feroit faire toutes les expériences décrites dans mon Antiméphitique, *& cela* au nombre de douze : cela m'a été encore refusé, sous prétexte qu'il falloit trop de temps, comme si ce qui intéresse le bien public ne mérite pas d'y employer le temps nécessaire. Après de tels refus, comment avez-vous pu annoncer *que votre intention étoit de vous assurer d'une maniere incontestable de la découverte de M. Janin*, pag. 13 ? Eh, Messieurs ! vous avez refusé d'assister aux expériences que je m'étois soumis d'exécuter : elles sont consignées dans le Mémoire écrit & signé de ma main, que j'ai remis à *M. de Lassonne*, & qui a été paraphé par lui. Vous n'avez eu aucun égard ni à ma réquisition, ni à mon écrit ; en tout point vous m'avez traité comme si j'avois été l'ennemi du genre humain : voilà le fruit que j'ai retiré de 35 ans de veilles & de travaux, consacrés à l'utilité publique.

Mes ouvrages imprimés prouvent cependant que je ne me suis occupé ni d'intrigue, ni de cabale, ni d'imposture : & si mon cœur avoit été atteint de tels vices, je l'aurois arraché tant il m'auroit été odieux.

Revenons au *détail*. A la *page* 8, vous assurez que *MM. les Commissaires de l'Académie & de la Société de Médecine ont prié M. le Commissaire au Châtelet d'apposer les scellés sur toutes les portes des cabinets d'aisance, afin que M. Janin ne pût soupçonner qu'on introduisît rien par les lunettes qui pût nuire au succès de son expérience.*

Cette précaution auroit été sage, d'autant plus que j'étois environné d'ennemis. Pourquoi donc l'avez-vous tournée en ridicule à la fosse du quai Pelletier, au point qu'ils n'y ont pas été apposés ? Pourquoi avez-vous mis ici le pluriel ? vous savez bien qu'on n'a scellé que la porte du cabinet d'enhaut, celui du raiz de chaussée a été ouvert à tout venant, & cela pendant toute la vuidange, à tel point que *M. l'abbé Tessier* y est entré lorsqu'on remplissoit la vingt-septieme tinette. A la pag. 10 & 11, vous pretendez, Messieurs, que je vous ai empêché *de reconnoître avec de l'eau de chaux la nature de l'air de la fosse* : est-ce bien sérieusement que vous avez formé une telle accusation ? je n'ai besoin, pour l'aneantir, que de vous opposer mon Antiméphitique ; lisez les pages 49, 59 & 66, & les pages 3 & 4 du supplément, vous y verrez que j'ai indiqué expressément *le lait de chaux*, pour agir conjointement ou séparément avec le vinaigre, contre les matieres putrides, afin d'en neutraliser la vapeur. Si j'avois tenu le langage que vous me prêtez, je me serois contredit, & cette étourderie m'auroit couvert de honte ; heureusement je ne suis pas accoutumé à souffler le froid & le chaud, & je vous défie de me prouver que je me sois jamais contredit dans aucun de mes ouvrages. Lisez les bien.

A la page 12 de votre *détail*, on y lit : *Le procès-verbal dont ce qui précede est extrait.* Ignorez-vous, Messieurs, qu'un *extrait de procès-verbal* est une piece illégale que la loi proscrit ? c'est le *procès-verbal* qu'il falloit publier : car *on ne juge pas sur des extraits*, dit l'Académie françoise.

Vous annoncez à la pag. 13, *que MM. Fougeroux & Hallé arriverent à l'hôtel de la Grenade* ; & à la page 14 vous affirmez que *bientôt MM. le Roy & successivement l'abbé Tessier, se rendirent au même lieu.* Faites attention, je vous prie, que c'étoit pour commencer la vuidange : cependant à la vingt-deuxieme tinette *MM. Fougeroux & Hallé* étoient encore seuls des Académiciens, la preuve de ce fait vous l'avez consignée à la pag. 17. *M. Janin*, dites-vous, *content de son opération, dit en présence*

*de MM. Fougeroux & Hallé, de M. le Commissaire au Châtelet
& de plusieurs autres personnes, &c.*

Donc *MM. le Roy & l'abbé Tessier* n'y étoient pas? D'où
vient donc avez-vous affirmé qu'*ils si rendirent bientôt*? tandis
qu'ils n'arrivèrent qu'à la vingt-quatrieme tinette. Or, sur 27,
il n'en ont vu remplir que 4, quelle différence (1)!

Actuellement voyons, Messieurs, ce que vous dites à la p. 15.
*Par ordre de M. Janin, des ouvriers scelloient avec du plâtre
les couvercles des tinettes.*

A-t-on besoin d'un si foible secours, quand on a l'avantage de
pouvoir faire traverser les rues de Paris, & cela de jour, à deux
tombereaux à découverts, remplis de gadoues mêlées avec de la li-
tiere, sans que personne ait soupçonné dans ce long trajet du
contenu de ces deux voitures? L'une est partie de l'hôtel de
M. le Noir, Lieutenant-général de police; j'ai annoncé cette
expérience dans mon *Antiméphitique*, pag. 38, & personne ne
l'a contredite. L'autre tombereau a été chargé de gadoues à la fosse
du quai Pelletier, & il est parti, Messieurs, en votre présence,
avec un tel succès, qu'il vous a réduits au silence, si bien que
vous n'avez pas dit un seul mot dans votre *détail* d'une expérience aussi décisive. Voyez si votre écrit mérite le nom d'*exact*?

Après de tels succès, comment avez-vous pu affirmer que
j'avois donné *ordre de sceller les couvercles des tinettes avec
du plâtre*? Vous avez perdu de vue, Messieurs, votre rapport
de 1778, j'y trouve, pag. 67: *Quand les tonneaux sont pleins
on les bouche avec un couvercle que l'on enfonce à coup de maillet,
on lute encore ces couvercles avec du PLATRE*, telle est la pratique des ventilateurs. C'est ainsi que vous l'avez fait imprimer en
1778, & vous m'attribuez en 1782 une pratique qui n'empêche
pas les citoyens d'être très-incommodés; ils le sont tellement,

---

(1) Ce n'est pas la premiere fois que des Commissaires ont été convaincus
d'avoir hasardé des faits: *M. de la Condamine*, zélé défenseur de l'inoculation,
a prouvé qu'un rapport fait par six Commissaires, contenoit *des faits non seulement hasardés, mais convaincus de faux*, Gaz. Salut. 18 Avril & 20 Juin 1765.
M. de Joanis, Médecin à Aix, a prouvé aussi l'infidelité de ce rapport. *Ibid.*,
6 Juin. *M. de la Condamine* indigné, leur appliqua cet apophtegme,

> *Quicumque turpi fraude semel innotuit,*
>
> *Etiam verum dicit, amittit fidem* 4e. Let. à M. Maty, p. 114.

Il fit retentir ses plaintes jusques dans le sein de l'Académie; on lit dans le
volume de 1765, ces paroles remarquables.

*Et plut à Dieu que nos adversaires ne fussent qu'injustes! mais on feroit un
volume des bruits faux, calomnieux, absurdes même, répandus avec art pour
arrêter les progrès d'une méthode qui pourroit conserver tous les ans trente mille
sujets à l'Etat.*

*Enfin, l'inoculation a triomphé en dépit de l'envie, ainsi que toutes les
autres découvertes dont nous jouissons, le vinaigre a le même avantage.*

qu'un Médecin de la faculté de Paris, *M. Gardane*, a publié en
1781, que *l'infection & le resserrement de la gorge que l'on
éprouve en passant* AUPRES DES TONNEAUX DES VUI-
DANGEURS *prouve suffisamment la présence d'une* mosette (1);
donc le *plâtre* n'intercepte pas la mosette ? donc la méthode de
M. Cadet n'y remédie pas ?

Je ferme les yeux sur la majeure partie de votre *détail* & je
passe à la page 24. On y lit : *ce détail exact n'est pour ainsi dire
que provisoire, en attendant un rapport plus circonstancié.* Quelle
différence faites-vous donc d'un *détail exact* & d'un *rapport* plus
circonstancié ? L'Académie françoise vous dira que *détail signifie
tout ce qu'il y a de circonstancié.* Puisque vous qualifiez votre
détail d'exact, c'est donc le *nec plus ultra* : car s'il est *exact*, il
est circonstancié, conséquemment vous n'avez plus rien à y ajou-
ter ; mais votre logique est bien différente. *Ce détail exact,
n'est pour ainsi dire que provisoire, en attendant un rapport plus
circonstancié.* J'ai attendu & j'attends encore depuis deux ans &
demi *ce rapport plus circonstancié*, que je ne connoit pas. Il auroit
mieux valu, Messieurs, publier le *procès-verbal*, seule piece légale
dont j'ai signé la premiere partie & non la seconde, que vous
n'avez pas daigné me présenter, tant vous avez d'exactitude dans
tout ce que vous faites.

Vous rappellez, à la *page* 25, que vous étiez huit Commissaires, tant de l'Académie que de la Société de Médecine, &
vous y déclarez que vous avez signés *le détail comme témoins des
faits qu'il contient.* Comme témoins ! Qu'est-ce qu'un *témoin ?
celui qui a vu ou entendu quelque fait* ; c'est le sentiment de
l'Académie françoise & de tous les Jurisconsultes ; on ne peut donc
pas être *témoins* lorsqu'on est absent ? Et bien je viens de prouver
par votre *détail*, que *MM. Fougeroux & Hallé* ont été seuls
des huits Commissaires, jusqu'à la vingt-quatrieme tinette, époque où arriverent *MM. le Roy & successivement l'abbé Tessier.*
Comment donc, six d'entre vous ont-ils pu en conscience signer
comme témoins des faits qu'ils n'ont ni vu ni senti ? Vous con-
noissez les loix, Messieurs, eh bien ! lisez la loi *Cornelia falsis*,
l'Edit de 1531, celui de 1680, enfin, l'Ordonnance de 1737,
vous y verrez que vous avez manqué à toutes les formes prescrites
par la loi.

Revenons à la *page* 25, vous y déclarez que *M. Lavoisier a
signé* TOUS *les procès-verbaux*, tandis que vous avez dit, à
la *page* 13 que vous les aviez *tous signés, ainsi que M. Janin
& le Commissaire au Châtelet ?* Reste à savoir si vous avez lu

---

(1) Garanch. sur les morts ap. p. 45, 7e. édit.

les procès-verbaux dans une des séances de la Société de Médecine, & si vous les avez consignés dans ses regiſtres ; votre
détail nous apprend que vous n'avez fait ni l'un ni l'autre, vous
n'y avez lu & enregiſtré que la piece illégale ; & afin que personne n'en ait cauſe d'ignorance, *M. Vicq-d'Azir, Secretaire
perpétuel, certifie que le préſent détail est conforme à l'original
contenu dans les regiſtres de la Société royale de Médecine,*
Paris 29 Mars 1782.

Quoi, Meſſieurs ! vous avez ſuprimé les procès-verbaux ! les
pieces l'égales ont diſparu ! On ne peut en douter, votre *détail*
le prouve ſans replique. Eh de quel droit avez-vous ſuprimé des
pieces faites ſous forme probante ? De quel droit y avez-vous
ſubſtitué un écrit fabriqué à votre fantaſie & au gré de votre
imagination ? Il ne faut donc pas être étonné s'il n'eſt qu'un tiſſu
de contradictions ; il ne faut pas être étonné ſi les aſſertions qu'il
contient ſont oppoſées aux principes fondamentaux de la phyſique
& de la chymie ; ſi elles ſont oppoſées à vos propres écrits.

D'un autre côté, comment concilier votre *détail* avec l'accueil
que vous avez fait à mes ouvrages antérieurs à l'Antiméphitique,
par les lettres de correſpondant dont vous m'avez honoré ? aurois-
je dû m'attendre qu'en vous faiſant l'hommage public de ma découverte, j'aurois mérité votre animadverſion, ſur-tout dans un
inſtant où je travaillois à être utile à tout le genre humain ?
Enfin, aurois-je dû m'attendre que ceux qui avoient augmenté
mon émulation, feroit tout pour l'anéantir ? Pourquoi, dit
Bacon, couper les ailes à l'expérience & le nerf à l'induſtrie ?
Et n'eſt-ce pas couper les ailes à l'expérience que de ſoutenir
que *le méphitiſme n'étoit que trop prouvé ;* tandis que les lumieres,
les animaux & l'exiſtance de vingt-une perſonnes ont démontré
que l'air étoit reſpirable ? N'eſt-ce pas couper le nerf à l'induſtrie que d'annoncer une foſſe à ſec, pour faire croire qu'un homme
n'a pu s'y noyer ; tandis qu'il eſt prouvé qu'elle étoit pleine de
liquide ? N'eſt-ce pas anéantir l'induſtrie lorſqu'on ſoutient qu'un
homme eſt mort par l'effet d'une *vapeur meurtriere ;* tandis qu'il
eſt évident qu'il n'eſt tombé dans la foſſe que parce qu'on l'a
effrayé ? N'eſt-ce pas ôter toute émulation que de ſuprimer *les
proces-verbaux,* & d'y ſubſtituer un écrit dont la diſcordance
annonce l'intention de celui qui l'a fabriqué ?

Que diroit *Roger Bacon,* s'il revenoit parmi nous, de voir
des Savants retenir un coin du voile qu'il a déchiré, pour s'en
couvrir lorſque l'intérêt le leur conſeille ? C'eſt ainſi, diroit-il,
que m'ont traité mes chers confreres ; c'eſt ainſi que depuis *Abel*
juſqu'à nous, l'homme utile a été expoſé aux traits de l'envie.

Cependant je ne puis me diſſimuler, Meſſieurs, que je vous

ai de grandes obligations : vous avez prouvé que ma découverte *antiméphitique* est de toute solidité ; si solide, que les efforts réunis de tant de Savants, Médecins, Physiciens, Chymistes, Apothicaires, Inspecteurs généraux des objets de salubrité, &c. n'ont pu l'entamer sur aucun point : au contraire, tous les traits qu'ils ont lancés ont éprouvé un choc si rude, que brisés en mille & mille éclats, ils ont suivi la loi de la répulsion ; en rétrogradant sur les assaillants, ils ont causé la déroute entiere de cette armée formidable. En vain *l'Abbé* généralissime a voulu ralier les fuyards, sa voix n'a pas été celle *d'Orphée* ; tous ont crié sauve qui peut : & vous savez, Messieurs, que le combat finit faute de combattants. Je dois en partie cette victoire à votre *détail* ; il m'a servi de bouclier contre les javelots que *M. Cadet* & ses ventilateurs m'ont lancés. Nouveau motif, Messieurs, à ma reconnoissance, j'y joint le profond respect avec lequel vous me permettrez d'être pour toujours,

JANIN, Auteur de l'Antiméphitique.

Lyon le 19 *Juillet* 1784.

P. S. Après avoir prouvé l'inconséquence de tous ceux qui ont attaqué ma découverte antiméphitique, je croyois avoir épuisé ce sujet ; mais des nouvelles lectures me prouvent que ce sujet est inépuisable. Le 2 vol. de la *Bibliotheque Physico-économique* contient deux nouvelles opuscules de *M. Cadet*, formant en tout 9 pages & deux lignes ; c'est un tissu d'inconséquences. Une seule que je vais relever va prouver la solidité de mon assertion ; mais auparavant il faut vous rappeller, Messieurs, que j'ai indiqué dans mon *Antiméphitique*, deux principaux agens pour déméphétiser ; savoir, *le lait de chaux & le vinaigre.* Il faut vous rappeller que *M. Cadet* a fait imprimer dans *le Journal encyclopédique*, premier Juin 1782, qu'*il a été le premier qui a éveillé l'attention de l'Académie & du public sur les dangers* de ma découverte ; il a fait retentir à vos oreilles ces paroles remarquables : *Loin de détruire le méphitisme, les moyens qu'a indiqué M. Janin, l'augmente & le rend plus redoutable.* C'est ainsi qu'il a sonné le tocsin. Le danger de la patrie vous a tous alarmés, & chacun s'évertuant m'a honoré de son coup de pied. Mais ce n'est pas de cela dont il est question ; il est question des inconséquences de *M. Cadet*, elles sont telles qu'après avoir décrié ma découverte en 1782, il s'en est emparé en 1783, cela vous paroit incroyable : eh bien, Messieurs ! lisez l'ouvrage que je viens d'indiquer, vous y verrez que *les Magistrats de Dunkerque* ayant consulté *M. Cadet* sur les *Moyens de prévenir les funestes effets des émanations qui s'exhalent des débris cadavéreux des sercueils, &c.* p. 236, il leur a indiqué *le lait de chaux & le vinai-*

C

gre ; & crainte de méprise , il le leur a répété nombre de fois , en les assurant qu'*en suivant ces procédés on mettra les citoyens à l'abri des accidents.*

D'après ce conseil on a mis en pratique *le lait de chaux & le vinaigre* avec un tel succès qu'on *a déterré 816 cadavres plus ou moins consumés , sans compter tous les enfants qui ont été en même temps exhumés , sans qu'il en soit résulté aucun accident fâcheux à ceux qui se sont conformés aux précautions* qui furent prescrites par *M. Hecquet* , qui a dirigé tout ce travail qui dura six semaines (1). Voilà une preuve bien évidente du succès de ma découverte ; & cette preuve est d'autant plus forte qu'elle est fournie par M. Cadet. J'ai inséré dans le cahier précédent , p. 28 , & dans celui-ci p. 13 , nombre de malheurs qu'ont causés les vapeurs méphitiques. Que ne seroit-il donc pas arrivé à *Dunkerque* lorsqu'on a exhumé 816 cadavres , *sans compter ceux des enfants ? Le lait de chaux & le vinaigre* ont mis les citoyens de cette ville *à l'abri des accidents* ; c'est ainsi que l'a publié *M. Cadet.* Pourquoi donc a-t-il prétendu en 1782 , *que loin de détruire le méphitisme* , ces mêmes moyens *l'augmentent & le rendent plus redoutable* ? Pourquoi a-t-il prétendu que ma méthode *en a imposé aux témoins respectables* que le Ministre avoit nommés pour vérifier mes succès ? Pourquoi a-t-il prétendu que *rien de ce qu'a annoncé M. Janin n'a eu lieu* ? Pourquoi a-t-il fait une foule d'autres accusations aussi absurdes les unes que les autres ? Comment , après tant d'accusations , a-t-il osé imprimer en 1783 , que *le lait de chaux & le vinaigre sont des moyens capables de prévenir les funestes effets des émanations putrides* ? S'il se fût rétracté de ce qu'il avoit dit contre mes Antiméphitiques , à la bonne heure ; mais qu'il veuille s'approprier ma découverte après l'avoir vilipendée , après m'avoir accusé d'un *triomphe imposteur* , j'ose lui annoncer que sa conduite à mon égard n'obtiendra le suffrage de personne.

C'est ainsi qu'à peine on m'a cru pulvérisé qu'on s'est emparé de mes dépouilles. *M. Marcorelle* s'est approprié le *lait de chaux* , *M. l'abbé Tessier le vinaigre* , *MM. de Fourgeroy & Hallé* ont suivi ce bel exemple. La Société de Médecine , trois mois après le *détail* , a cru qu'elle pouvoit annoncer *le lait de chaux & le vinaigre comme des moyens efficaces pour la désinfection* (2). *MM. Laborie & Parmentier* , que *M. Cadet* a cités comme témoins , en 1782 , que *le lait de chaux & le vinaigre* étoient capables d'augmenter *le méphitisme & le rendre plus redoutable* , s'en sont emparés

---

(1) Voyez le *Recueil des pieces concernant l'exhumation faite dans l'enceinte de l'Eglise de St. Eloy de la ville de Dunkerque, in 8°. de 87 pages, 1783.* dans ce recueil se trouve l'opuscole de M. Cadet, inséré dans la *Bibl. physico-écon.*

(2) Voyez ma *Lettre à un Professeur de physique expérimentale* , p. 16 & 17.

de compte à demi avec *M. Cadet* (1) ; c'est ainsi que neuf adversaires de ma découverte & une Société savante se sont rétractés ;
c'est ainsi qu'ils se sont parés des plumes du paon. Quel triomphe
pour l'*Antiméphitique* d'avoir tant de grands hommes attachés
à son char ! Quelle métamorphose ! ceux qui ont décrié ma découverte sont actuellement ses apologistes ! Le Chancelier *Bacon* a
raison de dire : *Le temps est le plus sûr de tous les maîtres,
il tient la vérité dans son sein.* En effet,

> Du mensonge toujours le vrai demeure maître,
>
> Et jamais, quoi qu'il fasse, un mortel ici bas
>
> Ne peut aux yeux du monde être ce qu'il n'est pas. BOIL.

L'ANONYME CONVAINCU D'IMPOSTURE.

UN seul champion a comparu dans l'arene depuis la publication de mes Lettres justificatives ; mais il est si honteux qu'il n'a pas
osé paroître à découvert, il croit de n'être pas reconnu parce qu'il
s'est enveloppé de la peau du Lion ; dans ce singulier équipage,
il a inséré son cartel dans la *Gazette salutaire*, 8 *Juillet* 1784.
Il a l'art d'entasser en peu de paroles beaucoup d'impostures.

> Toujours par quelqu'endroit fourbes se laissent prendre. LAFONT.

Ecoutez sa mélodie. *Le vinaigre antiméphitique*, dit-il, *re-
paroît sur la scene des fantômes, à côté de son auteur*, M. *Janin*,
*qui, avec une brochure contenant une diatribe remplie de verbo-
sités vuides de sens, s'efforce de combattre les raisons victorieuses* DU PROCÈS-VERBAL *de* 1782, *où les Commissaires de l'Académie des Sciences de Paris, déclarent & dé-
montrent l'impuissance de cet antidote contre le méphitisme ;
mais il paroît assuré que cet antiméphitiseur ne reprendra plus à son
hameçon de nouvelles victimes, éclairées par l'exemple de la mort
de* DEUX VUIDANGEURS, *sur lesquels cet oculiste a fait
ci-devant ses expériences ; il est malheureux pour l'humanité
que ces auteurs de secrets merveilleux contre différents maux,
s'enhardissent à reparoître chaque jour, pendant que la décomposition de leur spécifique en démontre l'illusion.*

Voilà donc ce qu'on répond à mes Lettres justificatives ; c'est
être bien pauvre de raison que d'employer l'insulte & l'imposture.
Les brocards ne méritent que du mépris ; quant aux impostures,
il faut les relever, c'est le seul & unique moyen de faire con-
noitre la bonne foi de l'anonyme.

---

b) Biblioth. *Phys. écon.* pag. 216.

PREMIERE IMPOSTURE.

Les raisons victorieuses du procès - verbal.

C'est bien étonnant qu'on ose parler du procès-verbal, je viens de prouver qu'on l'a souftrait. Où font donc les raisons victorieuses dont parle l'anonyme? feroit-ce celles du *détail*? elles font fi peu *victorieuses*, que je les ai anéanties avec le *détail* même, & avec les autres écrits de M. Cadet & des Commissaires de l'Académie & de la Société de Médecine. Leur *détail* est fi peu victorieux, que l'anonyme n'a pu rien objecter de folide contre les preuves que j'ai oppofées à cet écrit. Croit-il de combattre des vérités de fait par des impostures? ce pitoyable moyen le couvre d'une honte éternelle.

SECONDE IMPOSTURE.

Les Commissaires ont démontré l'impuissance de cet antidote.

Le temps du menfonge a fait place à celui de la vérité; l'anonyme doit favoir que toute allégation dénuée de preuve, est réputée fausse, en matiere de contestation; en conféquence je le défie de dire dans quel endroit ces Messieurs *ont démontré l'impuissance de mon antidote*. Ils l'ont fi peu *démontré*, que *les lumieres ont bien brûlé dans les fosses*, *les animaux en ont été retirés bien portants*, & leurs expériences personnelles ont eu un tel fuccès, qu'ils ont fini par adopter ma méthode. Or, fi le vinaigre n'avoit pas anihilé le méphitifme, s'en feroient-ils pavanés? Si le lait de chaux n'avoit pas réussi, s'en feroient-ils emparés, & notamment *M. Cadet*? Qu'oppofera l'anonyme à des faits aussi péremptoires?

TROISIEME IMPOSTURE.

Les Commissaires de l'Académie des Sciences de Paris déclarent & démontrent dans leur procès-verbal.

Qu'ont-ils donc déclaré ni démontré dans ce procès-verbal? Ils ont craint de le mettre au jour. Quant au *détail*, c'est l'ouvrage des Commissaires de la Société de Médecine, auquel ils ont donné le titre d'*extrait*, ce qui est diamétralement oppofé à un *procès-verbal*. Ainfi l'allégation de l'anonyme est une double imposture: défignation fausse des personnes, défignation fausse du fait.

QUATRIEME IMPOSTURE.

La mort de DEUX vuidangeurs.

Un feul homme est mort: eh pourquoi est-il mort? parce qu'on l'a effrayé, ce qui a caufé fa chûte dans la fosse où il s'est noyé; je viens de le prouver: ce n'est donc pas le méphitisme qui l'a fait périr, car *les lumieres & les animaux* rendent témoignage que le vinaigre l'avoit neutralisé. Et l'anonyme ose m'accuser de *la mort de deux vuidangeurs!* cette accusation est bien digne d'être mise à côté de celles dont m'a gratifié *M. Cadet.*

D'un mensonge impudent quiconque est convaincu,
Lors même qu'il dit vrai perd le droit d'être cru.   LA CONDAMINE.

CINQUIEME IMPOSTURE.

Une diatribe remplie de verbosités vuides de sens.

Ma diatribe consiste à mettre sans cesse mes adversaires en contradiction avec eux-mêmes, & cela en rapprochant leurs écrits les uns des autres, & c'est ce que l'anonyme appelle *des verbosité vuides de sens.* Il fait bien de l'honneur à ceux dont il plaide la cause.

SIXIEME IMPOSTURE.

La décomposition de leur spécifique a démontré l'illusion.

L'illusion a disparu depuis que la Société de Médecine, & neuf de mes détracteurs ont voulu s'approprier ma découverte; d'un autre côté, je soutiens qu'on n'a jamais *décomposé* mes anti-méphitiques. Eh! pourquoi les auroit-on décomposés? ils sont si simples qu'ils n'en ont pas besoin.

SEPTIEME IMPOSTURE.

Il est malheureux pour l'humanité que ces Auteurs à secrets merveilleux contre différents maux s'enhardissent à reparoître chaque jour.

Pauvre anonyme! sans les découvertes qu'on a faites quel seroit le sort de l'humanité? Et si la Médecine la soulage & la guérit, elle ne peut le faire que par les moyens qu'on a découverts: sans eux que seroit l'art de guérir? D'un autre côté, comment peut-on nommer *secret* une découverte que j'ai publiée généreusement, & dont le public jouit à son grand avantage. J'ai fourni mes preuves, en voici encore une.

A M. JANIN. *Lyon le 12 Avril* 1784.

On ne vous en a pas imposé, M., lorsqu'on vous a dit que j'ai fait usage de votre procédé dans la fosse d'aisance de la maison de ma mere. Voici les circonstances, vous en tirerez les conséquences. Dans le courant du mois dernier on a vuidé cette fosse, le travail a duré quinze jours; lorsque les ouvriers ont pu descendre ils ont été incommodés; l'un deux a été retiré fort malade: le lendemain le même accidens a eu lieu, & a

PENSÉ DEVENIR FUNESTE. *Les ouvriers paroissoient craindre de redescendre dans la fosse : je me suis rappellé votre procédé, j'ai fait jeter huit pots de vinaigre dans la fosse, & depuis ce moment il n'est arrivé aucun accident.*

Signé, *MILLANOIS*, Avocat du Roi.

Voilà un Magistrat qui atteste que la vapeur méphitique de cette fosse *a pensé devenir funeste* : nombre d'ouvriers en ont éprouvé les pernicieux effets, & huit pintes de vinaigre les ont mis à l'abri de tout *accident*. Il est donc bien certain que cet acide neutralise le méphitisme & le met dans l'impuissance de nuire, quelle preuve plus forte que celle-là ? Et la démonstration sur les succès du vinaigre sera complete si l'anonyme joint à la déclaration de ce Magistrat, celles que j'ai publiées dans mes précédentes Lettres ; s'il y joint les succès qu'ont eu, par ma méthode, *MM. Marcorelle, Cadet, Parmentier, Laborie, l'abbé Tessier, Defourcroy, Hallé & la Société de Médecine.* Après tant de succès l'anonyme n'osera certainement pas soutenir que *la décomposition* de mes antiméphitiques *a démontré l'illusion.*

Par hasard, ce vaillant champion ne seroit-il pas un de ceux qui ont voulu s'approprier ma découverte ? Le temps vérifiera ma conjecture.

Tant d'impostures rappellent une réflexion morale de *La fontaine.*

Ne point mentir, être content du sien,

C'est le plus sûr ; cependant on s'occupe

A dire faux pour attraper du bien :

Que sert cela ? JUPITER n'est pas dupe.

Vincet amor Patriæ.

VIRG. Æneid. VI. 823.

Lu & approuvé à Lyon le 11 *Août* 1784.
BRUYS DE VAUDRAN, *Censeur Royal.*

Vu l'approbation, permis d'imprimer, à Lyon le 12 Août 1784.

BASSET, Lieutenant-Général de Police.

A LYON, DE L'IMPRIMERIE DE LA VILLE. 1784.

www.ingramcontent.com/pod-product-compliance
Lightning Source LLC
LaVergne TN
LVHW021756060726
842528LV00003B/975